Ⓢ新潮新書

立入勝義
TACHIIRI Katsuyoshi

ADHDでよかった

702

新潮社

はじめに

「友人を紹介します。立入《たちいり》さんといって、ロサンゼルスにお住まいです。本も何冊か出されてて、えっと……。お仕事は何されてるんでしたっけ？」

出張先の日本では、こんな光景にしょっちゅう出くわします。苗字もキャラクターも経歴も珍しいので印象に残りやすいと思うのですが、長年の知人でさえ同じような疑問や印象を持っているかも知れません。こんな時苦笑いしながら自己紹介をするのですが、正直自分でも、自身の経歴と活動について何といっていいのか分からなくなることがあります。

ここで簡単に自己紹介をさせて頂きますと、まず私はカリフォルニア州のロサンゼルスに在住しています。昭和四十九年生まれの団塊ジュニア世代です。家族は妻と、娘が四人、メスのうさぎが一羽。後ほど紹介する青春時代の絶望的状況から逃げ出すようにアメリカの地を踏んだのは十九歳の頃ですので、もう人生において日本より米国での在住歴の方が長くなりました。

職業はと言いますと、現時点では、ＩＴ系上場企業の米国子会社で事業開発系のディレクターをしております。

カリフォルニアの大学を卒業してから、コンピュータ・ハードウェアの業界で貿易、営業、生産管理、商品開発など一連のサプライチェーンを経験し、現地代表として米国に戻ってきたのが二〇〇四年。その後しばらくしてから、起業支援と事業開発のコンサルタントとして独立しました。専門分野はオンライン・マーケティングとローカライゼーションです。簡単に言うと、英語とウェブを強みに、アメリカへの事業進出を考えた企業の最初のステップを請け負う役回りです。いわば近代戦でいうところの「落下傘部隊」あるいは戦国時代の「一番槍」のような存在です。ただ、他人にとって分かりにくいのは、私自身でもついていけないほどキャリアの動きが早く、再会までに少し間が空くと全然違うことをしていたりするからです。実は、この本を執筆している間の数年で、三回仕事が変わりました。

そう聞くと、一見辛抱の足りないダメサラリーマンみたいですね。日本ではあまりに頻繁な転職は評価されない傾向にあります。しかしアメリカの労働市場はご存知の通り流動性が高く、キャリアが上昇傾向で、かつ一貫性があれば、悪い評価にはなりません。私の経歴には、上場企業だけでなく、国際機関の世界銀行やウォルト・ディズニーといった知名度の高い組織も含まれています。コンサルタントとして独立した当初は実績がなくて苦労しましたが、おかげさまで今ではフリーランスとして働くにしても就職するにしても、経歴で苦労するということはなくなりました。

先日数えてみたら、中学生時代の新聞配達から始まり、短期バイトも含めるとこれまでに五十以上の職種や肩書を体験してきました。雇用された、あるいは役職を務めた企業や団体の数は二十以上。自営を除く被雇用のキャリアとしては、同じ会社に三年以上勤めた事がありません。私の名刺フォルダには過去に作った名刺が多数収納されているのですが、我ながらまあ、よくいろんなことをしたものだと思います。

しかし、製造業を離れ独立した二〇〇五年以降に限ると、その全てはほぼ「立ち上げ」と「オンライン・マーケティング」あるいは「(翻訳にとどまらない)ローカライゼーション」に関連するもので一貫しています。大抵の場合、私のところに回ってくる仕事は、会社としてやるとは決めたものの、適任者が社内にいないものです。多くの場合海外との連携があるので、英語力を含むコミュニケーション能力、そして臨機応変に振る舞える状況判断能力と環境適応能力、そして機動力が必要とされるポジションです。つまり、これらが労働市場における私の強みとなります。

そんなこんなで私の人生は一言で言い表すと「多動の極み」です。脳も心も身体も、いつもいろんなところを動き回っていて落ち着きがありません。

この本の執筆は八年ほど前、そんな私が精神科医によって、「ADHD」（Attention Deficit Hyperactivity Disorder：注意欠陥・多動性障害）という発達障害を抱えていると診断されたことに端を発します。発達障害は通常、子供に当てはまるものですが、私の場合は三十代半ばで四人の娘を抱えている父親の身でした。診断を受けた時の情景が今でも目に浮かびます。

人生で初めて訪れた精神科医のクリニックは、レドンド・ビーチという我が家から最も近いビーチのすぐそばにある三階建てオフィスビル内にありました。ほどよく光が入るよう調節されたブラインドからは淡い光が差し込み、気持ちが落ち着く感じの淡いブルーのソファ、そしてかすかに聞こえる程度に流れているクラシックのBGMが、ともすれば殺風景に見える診察室を心地よく満たしていました。

そんな一室で、韓流スターのような端整な顔立ちのアジア系の精神科医（ここではドクターYとします）がにっこりしながら私を迎え入れてくれ、カウンセリングが始まりました。そこで私はその訪問にいたるきっかけとなったＡＤＨＤ、平たい言葉で言えば多動症についての自身の所見を述べたのです。

もちろん、この間の会話はすべて英語です。聞きなれない精神科系の用語などについては、その都度確認しながら対話しました。自分に起きている事態を極力正確に把握したかったからです。この時の診療は時間にしてわずか三十分程度ですが、私にとってはとんでもなく濃密な時間となりました。

「ＡＤＨＤ」あるいは「多動症」という単語を耳にしたことはありましたが、幼少の頃からとにかく落ち着きがなく、「変わり者」と呼ばれがちだった自分と関係があるかも知れないと思ったのは、この診断のわずか一ヶ月ほど前のこと。ドクターの言葉を一言一句噛み締めながら、私の頭の中で過去のいくつもの挫折や失敗がまるでジグソーパズルのように繋がり始めていました。青春時代の挫折の象徴であった大学受験での失敗、学生時代や起業してからの人間関係の悩み、家族とのコミュニケーション問題……。気になる符合がたくさんありました。

今まで自分を苦しめてきた様々な問題が、もしも脳の仕業だったら。そして、その脳をうまくコントロールする方法があるとしたら。今直面している困難が乗り越えられるかもしれない……。リーマン・ショックで世界が経済恐慌にあったころ、私も事業で大きな危機を迎えていました。

それからの年月を経て、結論として言えること。

それはこの診断がきっかけで、私の人生が劇的に転換したということです。いまだ私自身信じられないくらいです。また自身の障害と向きあうことを通じて、どうして自分がこれまで度重なる逆境にも負けず前進を続け、日米間でキャリアを積み重ねながら、多くの人に支えられつつ、妻と四人の娘と共に人並みに幸福な家庭を維持してくることができたのかも再認識させてくれました。

今ではADHDという発達障害は克服できると確信するに至りました。そう、ADHDを抱えるすべての人は成功できる可能性を秘めているのです。

ＡＤＨＤでよかった――目次

第一章　成人ＡＤＨＤと診断されて

なぜ診察を受けようと思ったのか

私がＡＤＨＤを抱えていると話すと、まずは驚かれ、続いて診断を受けたきっかけや症状について尋ねられます。あの診断なしには私の人生の新章は始まらなかったといっても過言ではありません。その道の専門家をして「百回の心理療法より一回の診断」と言わしめる専門医による診断は、それまで抱えてきた数々の問題の原因に気づかされる何事にも代えがたい貴重な体験となったのです。

これが幼少時であれば、どこかでＡＤＨＤに理解のある人間の目に留まり、保護者の監督下でカウンセリングを受けることもあったでしょう。しかし、大人のＡＤＨＤの場合は、いくつかのハードルを乗り越えて、自分でその決断を下さなければなりません。

診断に到達するまでの間に私が体験した障壁は次のようなものでした。

1　ＡＤＨＤについての予備知識をもち、自己診断チャートを発見する
2　診察を受ける専門医を探す
3　実際に専門医に会う決意と行動力をもつ
4　家族に事情を説明し課題解決に向けた理解と協力を求める
5　月々数万円の診察費用と薬代を払える経済的余裕を持つ

いずれも「恥の文化」に馴染んだ日本人でなくとも容易ではない問題です。もちろん社会的な影響に対する不安もあります。診断履歴が残ることで社会生活に支障をきたさないか、と私自身もドクターに事前のヒアリングで確認しました。

ちなみに、その懸念に対するドクターの回答は「ＡＤＨＤの診断履歴が第三者からの照会で出てくることはまずなく、あったとしても、診断履歴があり薬を処方されていること自体は、問題に積極的に向き合っているということで肯定的に受け取られるはず」というもので安心しました。

ここで私が診察を受けた経緯について少し説明します。時期は二〇〇八年、この頃は

翻訳会社を経営しており、末娘が生まれた翌年でした。事の発端は、発達障害を巡る第三者に対してのとある思い過ごしからでした。

その頃、雇っていたSさんのコミュニケーション能力と業績に疑問を感じていました。彼は米国生まれですが、親の仕事の関係で日米間を行ったり来たりしながら育ちました。バイリンガルで長身、体格もよく、ずば抜けた運動神経をもっている彼に大きな期待を抱き、ある重要なプロジェクトを任せてみたのです。

ところが、待てど暮らせど望んでいたような成果がでてきません。よく観察していると、クライアントとの打ち合わせやメールのやり取りでも話が噛み合わないことが多いのに気づきました。日本語も英語も読むのと話すのは問題ないのですが、書き言葉になると少し言葉が雑になることに気づき始めたのもこの頃です。

彼が何か問題を抱えているのではないかとあれこれ調べるうちに、「コミュニケーション障害」（俗にいうコミュ障）、ADHDやアスペルガー症候群などの自閉症スペクトラム分類や学習障害（LD）などについて学びました。私は素人判断で、Sさんが「育った環境のせいでLDを抱えている」という推論に達し、サイコセラピストの友人に彼を診断してもらうよう依頼しました。今から思えば傲慢な話ですが、真剣でした。

ですが、結果的には彼は問題無しと診断されました。意外な結果に最初は抵抗を感じたものの、診断は専門家が下すもの。素直に受け入れてはみたのですが、実はそれよりもっと大きくて深刻な懸念が私の中に起きていたのです。リサーチした中で見つけた「ADHD」という発達障害が、とても気になってしまったのです。特徴的な主要自覚症状に対する自己診断をやってみると、ほとんど全ての項目で該当します。

ちなみに成人ADHDの主要な症状を確認するチェックリストというのは次のようなものです。

DSM－5における注意欠如・多動性障害（ADHD）の診断基準

A1：以下の不注意症状が6つ（17歳以上では5つ）以上あり、6ヶ月以上にわたって持続している。

a　細やかな注意ができず、ケアレスミスをしやすい。

b　注意を持続することが困難。

c　上の空や注意散漫で、話をきちんと聞けないように見える。
d　指示に従えず、宿題などの課題が果たせない。
e　課題や活動を整理することができない。
f　精神的努力の持続が必要な課題を嫌う。
g　課題や活動に必要なものを忘れがちである。
h　外部からの刺激で注意散漫となりやすい。
i　日々の活動を忘れがちである。

Ａ２：以下の多動性／衝動性の症状が６つ（17歳以上では５つ）以上あり、６ヶ月以上にわたって持続している。

a　着席中に、手足をもじもじしたり、そわそわした動きをする。
b　着席が期待されている場面で離席する。
c　不適切な状況で走り回ったりよじ登ったりする。
d　静かに遊んだり余暇を過ごすことができない。

e　衝動に駆られて突き動かされるような感じがして、じっとしていることができない。
f　しゃべりすぎる。
g　質問が終わる前にうっかり答え始める。
h　順番待ちが苦手である。
i　他の人の邪魔をしたり、割り込んだりする。

B：不注意、多動性／衝動性の症状のいくつかは12歳までに存在していた。
C：不注意、多動性／衝動性の症状のいくつかは2つ以上の環境（家庭・学校・職場・社交場面など）で存在している。
D：症状が社会・学業・職業機能を損ねている明らかな証拠がある。
E：統合失調症や他の精神障害の経過で生じたのではなく、それらで説明することもできない。

私の場合、ほとんど全ての症状が顕著なので疑いようがありませんでした。もうこれは他人事ではありません。私の脳内ではめまぐるしくこれまでに体験した数多くの挫折や失敗が幾重にも重なりフラッシュバックしました。もしかしたら、これまでの失敗の原因は自分が知らない何かに起因していたのではないか……。障害は病気とは異なり完治はしないが、症状は薬物療法で緩和することができるらしいと知り、そこに一縷の希望を託すまでになっていました。

前述の友人の紹介で、発達障害に詳しい専門医ドクターＹにすぐ連絡。数度の電話のやり取りの後、面会のため遂に彼のクリニックを訪問する時がやってきました。

「不注意」ではなく「過集中」

ドクターはまず来訪理由を改めて尋ねます。自分がＡＤＨＤの疑いをもっていると素直に伝えると、次にその根拠を問います。それから、私は自分の見解を具体的に述べました。チェックリストによる自己診断のスコア、どういう苦労をしているかなどをひと通り説明しました。

それを最後まで注意深く聞いていたドクターＹは、ＡＤＨＤについての説明を私に施してくれました。まず一般的な理解と事実の相違を丁寧に解説していただきました。

曰く、ＡＤＨＤに関して通常「不注意」が取り上げられるが、実は問題なのは「不注意」ではなくて「過集中」の方なのだ、と。「過集中」とは、一度何かに集中してしまうと、その集中を他のことにシフトすることができないという現象です。

確かに私は幼少期から大好きなゲーム、マンガや小説に寝食を忘れてのめり込む傾向があります。また、やらないといけないことがあるにもかかわらず、他人から頼まれて人助けをするということも何度もありました。目の前にでてくる「人助け」の機会に心を奪われてしまうと、他の重要事項が全て頭の中から吹き飛んでしまうのです。そして、これらは大抵当初の想定より面倒で、本来自分のすべき仕事をこなす時間がなくなってしまう。私の半生は、うんざりするほどそんなことの繰り返しでした。

「グッド・ニュース（良い知らせ）とバッド・ニュース（悪い知らせ）があります」ドクターYは私の話に注意深く耳を傾けた後で、おもむろにこう言いました。ちなみにこれは英語ではよく耳にする表現。私は思わず固唾を呑みました。

まず良い知らせは、ＡＤＨＤに対しては確実に効く薬があるということでした。悪い知らせはというと、薬が効いている間しか効き目がないということ。つまり一生つきあっていくしかないということです。ＡＤＨＤの治療にはセラピーと薬物療法の二通りがあると話してくれた後、こう尋ねたのです。

"Are you open to medication?"（薬物療法を試してみる気はありますか？）

これが私の人生を変えた一言です。

よく映画やドラマなんかで見る癌の告知（インフォームド・コンセント）のシーンを想定していたのですが、実際には拍子抜けという表現がぴったりくる結末でした。ドクターはそのステップを一つ飛び越えて、いきなり薬物療法に対する関心を訊いてきたのですから。それはもちろん、診断結果の肯定に他なりません。

薬を試してみたいというのが診察を受けた私の最大の動機でしたので、それは望むところ。もしも自分の乱雑な集中力をコントロールできたらどうだろう。貧乏揺すりやペン回し、あるいは歩き回ることなく作業や思考に専念できたら。他人の話を遮らずに聞き入ることができたら。会話の際に話題をポンポン変えて相手を混乱させることなくコミュニケーションを取ることができたら。どれだけ素晴らしいか！

ＡＤＨＤが先天性であれば、私は健常者の脳の状態を体験したことがないことになります。薬を飲んだらいったいどんな世界が開けるのだろうかと思いを巡らせました。これは言うなれば、盲人の目が急に見えるようになる展開と同じです。

そんな全く新しい世界を考えるだけで胸が騒ぎました。ドクターの問いかけに、ごく自然に頷いている私がそこにいたのです。

人生の優先順位が狂いっぱなし

診断時のやりとりを、もう少し掘り下げてみます。

ＡＤＨＤについての話はどれも新鮮で興味深いことばかりでした。深く胸に刺さった過集中の話は、次に優先度というキーワードにつながっていきます。

「過集中の問題は、他に優先度（プライオリティ）が高く、本来なすべきことがあったとしても、そちらに気持ちを切り替えることができないことです」

そう言われて半生を振り返ったら、「なるほど！」と膝を打つような記憶が次々に蘇りました。勉強、仕事、家の用事にかかわらず、物事の優先順位を守れないことでどれほど損をしてきたことか。あるいは、あれもこれもと手を出し過ぎて中途半端に終わってしまう。時間は有限です。人生の目標が高ければ高いほど、より効率良い作業が必要となり、優先順位を守り、無駄を省かなくてはいけません。成功する多くの人々は、これに卓越しているのだと思います。

　ところが、私はそれと正反対の人生を歩んできました。いや歩まざるを得なかったというほうが正しいかも知れません。それは自身が抱えるこの摩訶不思議なＡＤＨＤという発達障害の特徴をまったく理解できていなかったからです。

　一例を挙げると、私には生来好奇心旺盛でとにかくなんでも試したがる癖があります。そしてゲームや読書など、大好きなことには寝食を忘れて徹底的にのめり込みます。いずれも積み重なれば、やがて人生の優先度を狂わせてしまいます。時に、大事な人を傷つけたり、信頼を失墜させたり、高価な持ち物を失ってしまうことにもつながります。無駄が多いばかりに、勉強や仕事で本来出せるはずの結果を出せなかったり、時間やお金を浪費したりもします。本当になすべき大事なことに限って、ずるずる先延ばしにしてしまう傾向も顕著です。勉強する前にいそいそと机を片付けていたのを思い出しますが、あれはやりたくないことに取り組まねばならなくなって起きる一種のパニック症状だったのでしょう。

　こうしたことから自信喪失に陥りがちでした。周囲の指摘を待つまでもなく、失敗だらけの人生を送っている本人が誰よりも自覚しています。根本的に解決する方法があるとは露程も思わず、時に絶望に打ちひしがれたり、ものすごい倦怠感や眠気に襲われたりしていました。ＡＤＨＤと鬱《うつ》の強い相関性は専門家からも報告されています。

ですが、優先度の狂いは保護者や学校の監視下にある子供の頃にはそれほど大きな影響がありません。授業に遅れる、忘れ物をする、友達との関係がこじれる、といった類のことはありますが、逆にいうとそれくらいで済みます。これが社会人になると、面倒を見てくれる人がいなくなるわけですから大変です。仕事の生産性、お金、人間関係、時間の管理、性生活というところに大きく影響してきます。これらの優先度が狂うと、幸せな生活からどんどんかけ離れていくのはご理解頂けると思います。

ＡＤＨＤの具体的な症状はどういうものか。ここでは症状という言葉よりも「気質」という言葉を用いていきたいと思います。

ADHDの三大気質

専門家が挙げるＡＤＨＤの三大気質は「不注意・多動性・衝動性」です。私はこれらの全てを網羅した「全部型」と言われるタイプに属していると自己分析していますので、執筆に際して、自分と向き合うだけで多くの材料を得ることができました。

「大人のためのＡＤＨＤ」というサイトに、これらが非常にわかりやすくまとめられた七分ほどの動画が掲載されています。ストーリー仕立てで、就職活動にいそしむ大学生が不注意、衝動型行動、忘れ物、先延ばし傾向など日々直面する困難を描いたものです。小学生を主人公にしたアニメもあります。最後に、ＡＤＨＤ支援のＮＰＯ法人「えじそんくらぶ」高山恵子代表のメッセージがでてきます。自身もそう診断され、概念と治療に向き合ったことで人生がプラスに変わっていった、と告白されているのが心を打ちます。

この三大気質を幼少期と成人後に分けて、私個人の事例で紹介してみたいと思います。

不注意：忘れ物にまつわる苦々しい思い出

私の場合、不注意の事例で特筆すべきは忘れ物の多さです。幼少期には宿題だったり教科書だったり体操服だったり、とにかくよく忘れました。昼休みに自宅に取りに帰ったことも数えきれず。大人になっても外出先で物を置き忘れたり、移動中に失くしたりということが絶えません。時には財布やカギなどの大事なものまで。

鮮明な記憶として残っているのは、小学校五年生の頃の体験。

担任は、忘れ物の度に罰として漢字を漢字帳に書かせるという厳格な先生でした。一つ忘れるたびに書かなくてはならないページ数は週ごとに変わります。ある日一日で十二個もの忘れ物をしてしまいました。運悪くその週は、一つ当たりのページ数が五ページと最大だったのです。

半泣きで課題を何とかこなした私は翌日、新たに買ったばかりの漢字帳を一冊丸ごと漢字で埋めて提出しました。五年と六年が同じ担任だったので、二年間で実に十六冊以上の漢字帳を買う羽目になりました。あまりにも意地になって言われた通りに提出するので、逆に先生のほうがびっくりしたかも知れません。

元巨人軍監督の長嶋茂雄氏が、幼き頃の長男・一茂氏を球場に連れて行ったのに、試合に集中するあまり置き去りにして帰宅したというエピソードを聞いたことがあります。ミスター・ジャイアンツとも呼ばれる長嶋氏ですので微笑ましい逸話として残るわけですが、実は私はこの話をまったく笑えません。私も同罪なのです。

末娘がまだ一歳ちょっとの頃の話です。家族で外食したラーメン屋さんで、チャイルドシートのカゴごと置いてきぼりにしてしまいました。店を出てすぐ、車の前で待っていた妻のものすごい形相を見てはっと我に返り店内に戻ったら、店員や他のお客さんに大笑いされて顔から火が出る思いをしました。食事を済ませた家族を店外に送り出してから、安眠中の末娘と最後まで残って勘定を済ませていたところ、支払いに気を取られて真横にいる幼子への意識が飛んでしまったのです。

それ以外にも、車の中に幼子を残したままで車から立ち去ってしまい、慌てて気づいて戻ったら大泣きしていた、というような苦々しい体験が何度もあります。娘が大きくなる前に忘れてくれるのを願っていたのですが、どうやら虚しい願いだったようです。

忘れ物や失くし物の経験も数多くあります。出張先のサンフランシスコで空港からレンタカーを借りる所までの間をモノレールで移動していた時のトラブルも鮮烈です。カバンの中から読みかけの本を取り出し、眼鏡を外して読み始めました。読書に夢中で危うく乗り過ごしかけ、急いで荷物を持って降りたはいいものの、レンタカーの窓口に行ってから眼鏡を車内に置き忘れたことに気づきました。この時は本当に焦りました。

というのも、眼鏡が無いと車が運転できないし、運転しないと新しい眼鏡を手に入れることもできないのです。あいにくタクシーも常駐していません。なんとか眼鏡を新調してホテルに帰った時にはどっと疲れがでて、その日は仕事どころではありません。海外出張が多い身ながら、何より大事なパスポートをこれまでに三度以上紛失して、第三者に発見してもらっています。このように、目の前の動作に集中し過ぎることで他の大事なことが見えなくなってしまう、という経験が無数にあります。

自動車免許をアメリカで取得する際にも大変苦労しました。実に受験すること七回。子供の頃には狭い大阪の街を自転車で縦横無尽に走り、さらに信号遵守のマナーもついていなかったものですから、車を運転していても赤信号や一時停止の標識にまったく意識がいかず、危険な運転を繰り返すので、隣に座って運転を指導してくれていた友人が呆れかえっていました。

また発達障害に関係しているかはわかりませんが、極度の方向音痴により問題が悪化することが多々あり、他人を巻き込むこともしばしばです。ある時、東京のクライアントのオフィスの外で電話をしながら歩き回っていたら、元の場所に戻れなくなり、先方に車で迎えにきてもらう羽目に。国内外で出張を多くしましたが、その都度こうしたトラブルに遭遇してきました。

統計的に証明できる不注意があります。私は家を出た直後に忘れ物に気づき、引き返す確率が異様に高いのです。実におよそ七割以上の確率で一度玄関を出た直後に引き返します。とにかく動きたい（外に出たい）という衝動が、最後のチェックを怠らせるのだと分析しているのですが、対応策を練るのは容易ではありません。

実は私が浪人生活に終止符を打ち、アメリカに行くきっかけとなったのも、ある重大な不注意が遠因だったようです。これについては後ほど触れることにします。

多動性：とにかくじっとしていられない

発達障害を専門にしている米国帰りの司馬理英子医師は、自身の著作の中で誰もが知っている人気マンガにでてくるキャラクターになぞらえて、不注意優位のＡＤＨＤを「のび太型」、衝動優位を「ジャイアン型」と名付けました。

ＡＤＨＤという呼称が定着するまではＡＤＤが一般的でしたが、最近では区別されています。のび太型（ＡＤＤ）とジャイアン型（ＡＤＨＤ）の違いは多動性（Hyper Activity）を表す「Ｈ」があるかないか。落ち着きの無さはＡＤＤにはあまり当てはまりません。『発達障害かもしれない――見た目は普通の、ちょっと変わった子』（光文社新書、磯部潮著）の中では、多動性についてはこう表現されています。

「ＡＤＨＤの子どもは、まるでブレーキの壊れた車がトップギアのまま走り回るようなもので、周りで見ていてほんとうに落ち着きがないと感じられます。些細《ささい》な刺激で集中が切れ、興奮し、話し続けます。じっと座って授業を受けることはとても無理で、当然のことながら成績は芳しくありません」

何とも的を射た表現です。魚で言えばサメかマグロ、吉本新喜劇で有名な間寛平のネタではないですが、まさに「止まったら死ぬ」類です。実際には死なずに寝てしまいます。さながらゼンマイの切れたブリキのオモチャのようです。

学級崩壊の現場では、子どもたちが授業中に徘徊するのだとか。私は立って歩き回ることはなかったものの、私語を慎むことができない子どもでした。おしゃべりが多い大阪でもトップクラスにうるさかったので、先生は私の口を閉じさせるのに大層苦労したはずです。三者面談の場でも学業の話そっち抜けで、開口一番「しゃべり過ぎ」と注意されることが多く、母に恥ずかしい思いをさせました。それ以外に顕著だったのは子どもの頃からの癖の貧乏揺すりとペン回しです。とにかく、どこかが動いていないと眠くて仕方なくなります。授業中のおしゃべりも、それほど刺激的だったのでしょう。

散歩や自転車の運転は、適度に身体を動かすことと周囲の景色の変化などで脳が刺激されるのでしょうか、じっくり考えに耽ることができ、アイデアが浮かんできます。学生の頃、考え事をしたい時や何かに思い悩んだ時は、よく自転車で宛てもなくふらふらと鼻歌交じりに出かけたものです。極度の方向音痴のくせに、考え事をしていて周囲に注意を払っていないので、すぐ道に迷います。

これと逆に身体を動かすのを止めると、途端に脳の活動も鈍化してしまうのです。思索にふけりたくてよく大阪城公園に行きましたが、芝生に座ったかと思うとすぐに寝転がって寝てしまい、何も考えられなくなったのを覚えています。座ってじっとしているのは未だに苦手で、気づくと同じように居眠りしてしまうことばかり。そんな私を見かねた母は落ち着くようにと習字を習わせました。毛筆で字を書く行為自体はそれなりに楽しかったのですが、周りの子どもと同じようにはじっとしていられないので、強い苦痛を感じますし、私語もしてしまいます。そんな私を先生も呆れた眼差しで見つめていたのを思い出します。

成人ＡＤＨＤの場合も、やはり第三者から見て一番顕著なのが「多動」傾向です。私がデスクで勤務している様子をしばらく観察していると、とにかくじっとしておらず、常に身体のどこかが動いていて離席が頻繁なのが分かるはずです。仕事の作業とは別に、長年の癖の貧乏揺すりや指先でのペン回し、ひとりごとも。インターネットで調べ物をしているときには、ページ窓を無数に開き、複数のサイトを忙しく閲覧します。

電話もそうです。もう長いこと携帯電話では歩きながらでないと話せなくなっています。困るのはオフィスでの固定電話の対応です。職場のデスクで電話をする場合は動けないので、特に長時間の電話会議などの間はもっぱら貧乏揺すりや電話のコードで遊ぶ、あるいは他の「ながら」作業をするしかありません。

身体を動かすことが脳を刺激するのでしょうか。まるでそうすることで、脳に必要な酸素を送り込んでいるような感覚があります。また静かな自室で集中するのは困難で、適度にノイズのあるカフェなどで人に囲まれている方が作業効率が高まりやすいことに気づいたのですが、これは専門家の研究でも裏打ちされていることを最近知りました。

ちなみに先日ひょんなことから引っ越しした回数を数えたら、過去四十年間に実に二十六回！　あまりの「多動」ぶりに我ながらびっくりしたのは言うまでもありません。仕事を巡る環境も、「はじめに」に記した通り。最近ではもう慣れっこになってしまい、気にしないようになりましたが。

衝動性：どんなに無謀でも思いついたらすぐ実行

多動性とは違い、すぐに思いつきで行動してしまう衝動性はとかく失敗に結びつきやすく、事故や怪我のもとになることが多いので問題視されます。私の脳裏には衝動性にまつわる行為が原因の不祥事や忌まわしい思い出がたくさんあります。

小四の図画工作の時間、三次元の立体工作の図面を方眼紙に描き、それを後で組み立てるという作業課題が出されました。私は、我先にと作業にとりかかり真っ先に図形を描き上げて、先生のところにそれを持ち込んだのです。「おい、みんな注目！」と先生が大声で教室中に呼ばわった時、てっきり一番早くできたことを褒められるとばかり思っていたのです。期待とは反対に、先生にクラス全員の前で失敗の見せしめとされてしまい、とんだ恥をかいてしまいました。

その理由は、私の図面に立体化に必要な糊しろがなかったからです。どうやら作業中に先生が、そのことについて何度も注意を喚起していたようですが、作業に夢中になった私の耳には全く届いていませんでした。後で「急《せ》いては事を仕損ずる」という意味の「拙速」という単語を学んだ時、これは私のことだと思うようになり、常々そうならないよう意識するようにしているのですが、油断するとすぐにやらかしてしまいます。

それ以外にも、ぶらぶらと自転車で大阪から京都に行ったり、寝袋一つ持って級友と、大まかなルート以外のプランもなく九州縦断の自転車野宿旅行六百キロの旅に出かけたり、その翌年には能登半島を歩いて回ってみたり。

とにかく、何か途方もないことを思いつくと実行したくてウズウズするのです。プランを練ることなどまどろっこしく感じ、身の危険なんて想像だにしません。おかげで九州旅行の際には毎夜寝場所に困り、駐車場やマンションの屋上に忍び込み寝袋で夜を明かすことになりました。凍てつくような夜をなんとかやり過ごした翌朝、自転車のカゴやサドルが凍っているのに焦りました。三月の北九州があんなに寒いものだとは。

「修行」と銘打って、高校の夏休みに部活で使っていたハンドボールを一つ持って奈良県の某国立公園で野宿をしたこともありました。屋外にある大きなテーブルに寝ていたら蚊の大群に襲われ難儀しました。見かねた管理人が蚊取り線香を持ってきてくれたのですが、燃えつきてしまうと、またやられました。挙句の果てに帰りの電車賃が足りず、駅員さんに二十円借りてなんとか帰宅。ただの暴挙です。

社会人になっての衝動性に関する問題は、かっとなった時にやらかす失言や、勢いにまかせて書いたメールの激しい文面などが典型です。メール以外にもソーシャルメディアや執筆など書き物に関わる仕事が多いのですが、文章を十分にチェックしないまま出して、誤字脱字に気づかないことがよくあります。他人の書いた文章ではやたらと誤字脱字が気になるのですが、皮肉なことに自分の書いたものではなかなか見つけられません。

幼少期の衝動性を巡る数々のハプニングのいくつかは第二章でもご紹介します。

頭の中が「おもちゃ箱」

「思い立ったが吉日」といいますが、ＡＤＨＤの人はこれを日々実践しているのかも知れません。衝動性は、とりとめもない思いつきを頻繁にもたらします。子供の頃の「雑念」や「妄想」は大人になっても変わらないのですが、時に他人が思いつかない「企画力」や「発想力」につながっていくこともあるので、悪いことばかりとはいえません。自他共に認めるアイデアマンの私の頭の中は友人曰く「玉石混淆のおもちゃ箱」。日中でも多種多様なアイデアがとりとめなく降って湧いてきますので、常にスマートフォンや小さなメモ帳にそれを書き留めるようにしています。

仕事中でも質問や、興味深いニュースなど思い立ったらすぐに立ち上がって隣や近くの席に座っている同僚に話しかけにいきます。周囲に話せる人がいなければ、フェイスブックやツイッターで発信したくなります。そうこうするうち、それまでしていた作業のことをすっかり忘れてしまうのも日常茶飯事。

時には車を運転中にもそういうことがあります。ともすれば片手でハンドルを握りながら、スマホを触りたくなったり、読書をしたくなったりする衝動に駆られるのです。また、思いついたアイデアを誰かに話したくなるのも悪い癖で、運転中の私から突発的にかかってくる脈絡もない電話におびえている人もいるかも知れません。

このように、ＡＤＨＤを抱えた子供はこれら三大気質を常に抱えながら、ある種共生するような感覚で思春期を経て成人していきます。本当はそう思いたくないですが、こうして記憶を辿ってみれば、呆れるほど今の私も変わっていないような気がします。

第二章　成人になるまでの挫折と苦悩

『坊っちゃん』もＡＤＨＤ？

ＡＤＨＤの三大気質の中でも行動に直結する「衝動性」は、最も大きな危険を伴うことがある、というのは専門家も指摘するところです。なにせ、「高いところがあると上りたくなる」というようなチェック項目が自己診断チャート（DSM-IV-TR）にあったほどです。そんな感じですから、幼少の頃からそういったエピソードには事欠きません。

強い衝動性をもった主人公が登場する小説といえば、真っ先に挙げられるのが夏目漱石の『坊っちゃん』。冒頭にこうあります。

「親譲りの無鉄砲で小供の時から損ばかりしている。小学校に居る時分学校の二階から飛び降りて一週間程腰を抜かした事がある。（中略）別段深い理由でもない。新築の二階から首を出していたら、同級生の一人が冗談に、いくら威張っても、そこから飛び降りる事は出来まい。弱虫やーい。と囃したからである。」

はい、私もまさにこんな子供でした。

この章では、私の幼少期の頃から大学受験に挫折し渡米した米国で成人するまでの体験に焦点を当てて、衝動性や過集中の具体例を紹介します。よくＡＤＨＤは少なくとも四十人に一人、学校のクラスに一人くらいの率で存在すると指摘されます。一千万といわれる団塊ジュニア世代のうち何十万人かは同じような問題を抱えていたとしても不思議ではありません。

虫眼鏡で太陽を見る

数ある思い出の中でも記憶に鮮やかなのは、小学生の頃実験中の校庭で虫眼鏡を使って太陽を覗いてしまったこと。

もちろん実験前にくれぐれも空に向けて見ないように、と先生から幾度も念押しされていました。それなのに「絶対見てはいけない」と言われたので、逆にどうしても見たいという衝動を抑えきれなかったのです。ある晴天の日、そんな心の誘惑に打ち勝てず、虫眼鏡を上空に照り輝く太陽に向けてしまいました。

実際に見たのはコンマ数秒くらい、本当にわずかな瞬間だったはず。しかし今でもレンズ越しに見た太陽の眩しさと眼球の黒目辺りで「ジッ」という嫌な音がしたのを忘れることができません。あと一瞬でも長く見ていたら私の右目の視力は失われていたかも、と思うと三十年経った今でも背筋がぞっとするのです。

事故の例もあります。名刹多き四天王寺界隈は実家から自転車で遊びに行ける圏内で、ここには天王寺七坂と呼ばれる七つの坂があります。この中でも最も急な傾斜がある愛染坂は、坂の手前から見ると急に道がぷっつり切れているように見え、かなりの脚力がないと、押して歩かずに一気に下から登り切ることは難しい、それくらい急な坂道です。私はこの坂を下る際に数回事故を起こしています。

一番ひどかったのは友人と自転車の連結走行をした時のこと。荷物運びにつかうチェーンで二台の自転車を前後につないで下りました。私より賢かった友人は前を、そして私は必然的に後ろを選択。しかし、その直後これは「遠心力の実験」でもあったことが判明します。この坂道は急なだけでなく緩やかに右折もしていたのです。前の自転車が曲がった頃、私の自転車の前輪が浮いたと思った時には時既に遅し。自転車はそのまま横滑りして、危うく壁に激突するところでした。

にわか雨の中、友人と自転車の二人乗りをしていて、回り道をするか降りて歩けばいいのに、無謀にもこの坂を下ってしまい「慣性の実験」よろしく柱にぶつかって愛車を大破させたこともあります。物怖じしなさすぎるのも考えものですが、とにかく幼少期にはこのような愚行を重ねました。

衝動性は、衝動買いや蒐集癖とも強く結びつきます。

中学生の頃からアルバイトをして自分でお小遣いを稼いでいた私は、ファミコンのソフト以外にも切手や切符、お菓子のオマケについてくるシール、キン肉マンの塩ビフィギュア、メンコ、プラモデル、エアガンにベースボールカードなどを蒐集するのにハマっていました。ちょうどビックリマンチョコというお菓子についてくるキャラクターシールが大流行していた時期で、入荷日にコンビニに行き三十個入りの箱をまるごと買い占めて店員を驚かせたこともあります。その分他の子供たちは買えなくなるわけで、今から思うと何とも自分勝手な行動です（その次からは購入数の規制ができました）。

自分が一番欲しかったシールをたまたま同い年の従兄弟が持っていて、なんとそれに一万円の値をつけてしまったこともあります。翌日びっくりした彼のお母さんから電話があって、我が家でもちょっとした騒動になってしまい、学校でも知れ渡ってしまいました。実はそれ以外にも、塾で隣町の中学生からたびたび、それほどの金額ではないにしろ買い付けていたのです。そんな子供は珍しいので、彼らにはきっと良いカモと思われていたことでしょう。

ＫＹ発言で女子に口をきいてもらえず

多感な学生の頃には、ムカッとしたことがどうしても抑えきれず、反射的にとった行動で周囲を驚かせる、あるいは不快な気分にさせたことが多々ありました。腹が立つと電柱に八つ当たりしてみたり、同じく短気な級友と喧嘩したり、弟に癇癪で手を出したり。実家の壁には今でも私が殴って凹んだ跡があり、見る度に胸が痛みます。

中学一年生の時、クラスのとある女子と揉め事を起こしました。すれ違いに発した彼女を不快にさせる一言が原因で、その後卒業するまでの間、同学年の女子のほとんどから口をきいてもらえなくなりました。遠足のバスでも私の横だけ、なぜか女子がいません。

加えて変なところで妙に正義感が強く、親友がいじめられているのを見て、思わずその相手に殴りかかったこともあります。ただ元来、人を傷つけるのが好きではないので、その直後に我に返ってしまい、ただ相手にボコボコにされてしまいました。こんな時、不思議と相手が自分より強いかどうかというのはあまり考えず、むしろ自分より強い者に対してより歯向かってしまうのです。そういえば先に触れた『坊っちゃん』の中でも「無鉄砲」な主人公が勝ち気で権力者に立ち向かっていく描写が随所に見られます。モデルがいるのでしょうか。

ただ、あの頃喧嘩の時に相手の目を殴るという行為をしていたのには未だにゾッとします。失明でもさせていたら、一生拭いきれない罪となっていたことでしょう。自分がされて痛かったからといって同じことをしていいわけがありませんが、大阪府下でも特に不良少年が多いので有名な地域で生活していた小・中学生時代は、心境的に毎日がサバイバルでした。

また地元の環境とあまりにも違う穏やかな高校生活が最初まったく肌に合わず、高校一年生の頃はクラスで爪弾きにされてしまったことがあります。私は国際科に所属していたのですが、自分の教室に居づらくなったので、人数では圧倒的に多い普通科のクラスに遠征しているうちにそちらの友達とのほうが仲良くなり、ますます孤立無援の状態に陥りました。この頃の人間関係は過去に体験したり目撃したりした「いじめ」とはまた異質なもので、多感だった時期ということもあり真剣に悩みました。結果、殴り合いの喧嘩まですることになってしまったのですが、それでクラスメートたちの姿勢はますます硬化します。

この時の体験談はたまに講演などでも話すことがあります。結果的には自分の気持ちのあり方を大きく変えることで、なんとか関係を回復することができました。気持ちの切り替えとは、他人にどう思われても自分は相手のことを嫌いにならないでいよう、というものでした。加えて、中立の立場を取っていた級友の一人が私に関する噂が正しいのかを確かめようと歩み寄ってくれたのが不幸中の幸いでした。彼との距離を縮めていく中で、彼が彼の友人に私をうまく繋いでくれて、そこから事態が一気に好転したのです。もちろん先に述べた気持ちの転換が重要だったことは言うまでもありません。

衝動性に関連したエピソードは他にもあり、同級生もいた通学途中の路面電車の車内で、ぺちゃくちゃ大声で話し続ける女子学生のことを「うるさい」と叱った年配の女性に「お前もうるさいぞ」と思わず切り返してしまい、その場を凍りつかせてしまったこともあります。空気が読めない人のことを「ＫＹ」と言いますが、ある意味、私は天然のそれだったかも知れません。

高校時代のこのような苦労の中で培った教訓は、今でも私の人間関係に強く反映されているのですが、同窓会などでも未だにネタにされてしまうのが恥ずかしい限りです。

ゲームにのめりこむ

一九八〇年代といえば文化が大きく変わった時期です。後に世界を席巻する任天堂のファミリーコンピュータ（ファミコン）が世に出たのは一九八三年。同じく一世を風靡した漫画雑誌『週刊少年ジャンプ』は絶頂期に向かっており、発行部数五百万部という驚異的な数字をたたき出していました。

デジタル文化の黎明期という側面もあります。レコードからＣＤへ、フロッピーディスクからＣＤ－ＲＯＭへ、他にもＬＤ（レーザーディスク）が一時期人気でした。記憶媒体の容量が一気に増えたことによりデジタル文化が後押しされました。そういう時代に我々団塊ジュニアは多くのものを吸収して育ちました。

私は小学校卒業と同時に新聞配達のアルバイトを始めてお小遣い以外に自分の稼ぎがあったのですが、それらで得たお金の大半はマンガやゲームに消えていきました。発達障害を抱える子供の多くは同じようにゲームやマンガ、あるいは何かの蒐集に没頭しているのが特徴の一つです。これは「過集中」の気質がもたらす結果です。

少年時代はとにかくテレビゲームで毎日遊びました。記憶に残っているのは、とあるRPG（ロール・プレイング・ゲーム）をしていた時の話。

ちょうど部活も休みで週末がまるまる空いていたので、居間のコタツに入りながら、買ったばかりの新作ゲームでひたすら遊んでいました。それこそ寝食を忘れ、土日でのプレイ時間が三十時間を超えたのには自分でもびっくり。ずっと居間とテレビを占拠したままの私を、家族はどんな心境で眺めていたのでしょう。そのようにして得たゲームのレベルアップや特殊アイテムなどで、学校でヒーローになることがありました。誰よりも多くの時間をプレイに費やしていた私が、他の多くの友達よりも先に進んでいるのは当然ですが、そうやって目立つと悪い気はしませんでした。ささやかな自己顕示欲の表れだったのでしょう。

とはいえ、友達と遊ぶのが大好きだったのでテレビゲーム以外のゲームもよくやりました。幼少の頃に大好きな祖父から教えてもらってのめり込んだのは将棋でしたが、遊べる友達があまりいないのがネックでした。昨今はインターネットと携帯端末の普及により、いつでもオンライン対局が可能になったので、将棋熱がマイブームとして再燃しています。

他にもトランプの大富豪（大貧民）、麻雀やビリヤード、ボウリング、あるいはダンジョンズ・アンド・ドラゴンズ（D&D）といったテーブルトークRPGなど、何にでも興味をもって挑戦しました。慣れるまでしばらくは他のこと全てを投げ出して、どっぷり浸っていたのを思い出します。その頃はまだ貴重だったNECのパソコンで戦略シミュレーションゲームの『三国志』（光栄）をするために、わざわざ友人宅まで通っていたこともあります。

「好きこそものの上手なれ」とはよく言ったもので、この時の体験は後に仕事に関係してきます。自分が遊んでいた名作国産RPGの公式ゲームパッドやキーボードの開発に携わったり、D&Dのオンラインゲームのローカライズを手がけたり、といった感じです。ゲーム業界をいま支えている同年代の方々も、きっと同じような青春を過ごされたことでしょう。

マンガのコレクターから読書家に

私のマンガ好き、というよりはコレクターぶりは近所でも有名でした。マンガの大半は週刊誌で連載されており、いくつも集めていると毎月のように新刊が発売されます。そのうち小遣いだけでは到底買えなくなりますが、幸か不幸かアルバイトをしていたおかげで他の子供よりは使えるお金が多くありました。

さらに年子の弟もマンガ家を志望するほどマンガ好きでしたので、我が家には常時五百冊ほどのマンガがありました。小学生時代を過ごしたのは、ほぼ六畳一間に小さな台所がある狭い「文化住宅」（大阪では長屋のようなつくりの小さな集合住宅のことを昔はこう呼びました）だったので、部屋中にはまさにところ狭しとマンガとゲームがあふれかえっていました。母が昼間働きに出ていたので、しょっちゅう私や弟の友達が遊びにきて、時には悪い子供の溜り場になっているというあらぬ噂も立てられました。たくさんのマンガが書棚に並んでいるのは壮観で刺激的でした。それを友達に見せることができるというのも、刺激の理由の一つだったことは間違いありません。これも自己顕示欲です。

マンガ好きと並行して、小学生の頃から読書にも傾倒しました。野口英世などの偉人伝や、『三国志』や論語・孫子の兵法などの中国古典に心惹かれました。中学生になると、星新一や筒井康隆、赤川次郎などを好み、ミステリではアガサ・クリスティをよく読むようになりました。マンガ少年はこうして自然に本の虫へと変わっていきます。おかげで国語の成績だけはいつも学年でトップクラス。物書きになるのは昔からの夢でした。しかし、好きなことに没頭したりアルバイトで忙しくしたりするあまり、生活の優先順位は少しずつ狂い始めていたのではないかと思います。

この優先順位で真っ先に思い浮かぶのが、中二の頃に学校を初めてズル休みしたことです。

ある日親友の兄に薦められて『帝都物語』（荒俣宏著）という歴史SF小説を読み始めたのですが、これがあまりに面白くて止まらなくなってしまいました。初日に一気に三冊読み終えた私は翌日、「熱が出た」と嘘をつき学校を休み全巻読破してしまったのです。いくら読書が大事でも、学生の本分である学校を休んでしまっては本末転倒です。このように、一度何かに夢中になったら、他に何も手につかなくなってしまうという気質はその後も人生を通じてつきまといます。

大学に入るまでずっと唯一といえる得意科目だった国語に関しても、エピソードがあります。高校一年生の夏休みにいわゆる「課題図書感想文」が出されました。選択肢はなぜか『欲望という名の電車』（新潮文庫）の一択（だったと記憶しています）でした。同書は言わずと知れた名作ですが、あちこちで課題図書に選定されていたためか、近隣の全ての本屋や図書館から消えてしまいました。もちろんアマゾンもまだ存在していません。私は読書も感想文を書くことも好きでしたが、そのために散々走り回ってそれでも見つけられない理不尽さに腹が立って、熱が出て寝込んでしまったのです。

しかし、それでも怒りが収まらず、何を思ったか二つの文章をワープロで書き始めました。一つは国語科に対する怒りの告発文書、もう一つはそれを茶化した短編の対話形式の読み物。書いている間に熱もひき、書き終わって疲れて寝て起きたら症状は快復していました。それを現代国語の教師に提出したところ、それなりの物議を醸したようです。それが原因かは分かりませんが、翌年から課題図書感想文はなくなりました。思えば物書きとしての私の原点は、この時の理不尽さに対する「怒り」だったようです。

スタインベックの『怒りの葡萄』ではないですが、「怒り」が時に創造の原動力になるというのは文学に限らずよくあることなのかも知れません。二〇一四年に青色発光ダイオードの発明でノーベル物理学賞を受賞した中村修二教授（カリフォルニア大学サンタバーバラ校）は研究の原動力について、記者会見の席で「怒りがやる気に繋がった」

という趣旨のコメントをされているのは興味深い事実です。

何かでスイッチが入ると途端にのめり込んでしまうADHD人ですが、特に「好きなこと、新しいこと、ためになること」の三つには、過集中をする傾向があると言われています。

好きなこと、新しいこと、ためになること

誰でも好きなことをやっている時は楽しいものですが、ADHD人にとって好きなことに取り組む時の楽しさや充実感は健常者のそれを遥かに上回るようです。これは私の場合、マンガや本を読んだり、ゲームをしたり、あるいは執筆している時です。ADHD人には芸術肌の人間が多いと感じますが、自己顕示欲を最大限に発揮する表現活動には、まさに一心不乱にのめり込みます。逆に、それを誰かに妨害されるとものすごく気分が悪いのです。

他のユーザーと一緒に遊べるオンラインゲームの代表作でかつて社会現象にまでなったものに『エバークエスト』があります。広大に広がるゲーム空間、未知なるプレイヤーとの出会いやチーム連携といった要素が多くのゲーマーを虜にし、寝食を忘れて部屋

に閉じこもる人が続出し物議を醸します。彼らに与えられた栄誉ある（⁉）称号は「ゲーム廃人」。このゲームが出た頃は大学生でしたが、友人の一人が没頭してしまいました。まさに学業そっちのけでプレイし続け、会うたびに顔色は白くなり、栄養不足からかやつれ気味。神経をすり減らしているのが見て取れ、周囲の皆を心配させました。振り返って思えば、彼もまた私と同じ発達障害を抱えていたのかも。

ＡＤＨＤ人はまた、単に好きなことだけではなくて新しいことに強い関心を示します。自分が行ったことのない場所、食べたことのない物、遊んだことのないゲーム、感じたことのない世界から得られる刺激を好む、いわば「進取の気性」があります。これを専門用語では「新奇追求傾向」と呼ぶそうです。そこから得られる刺激が五感に敏感に伝わっているのかも知れません。

そういえば子供の頃からおかしな癖があります。それは自販機やコンビニで新しい飲み物を見つけたら試してみるというものです。「ナマコを初めて食べた人」という表現がありますが、まさにそれ。おかげでずいぶん刺激的な味覚に触れてきました。そんな調子なので、できれば行ったことのない飲食店を試したいし、行きつけのレストランでも、定番の味よりは新しいメニューに挑戦したいと思うのです。学生時代には、ありとあらゆるジャンルの本を濫読しました。おかげで役に立たない雑学ばかり身につきましたが、会話のネタになる引き出しは普通の人より充実しているかも知れません。知的好奇心が旺盛なので、高校生の頃はクイズにも夢中になり、仲間と一緒に全国大会にも出場しました。

今も昔も変わらず最も刺激的なのは、いろんな人と出会うことです。アルバイトや旅を通じて出会う人々と対話をすることは大好きでした。今では人見知りとは無縁の性格となりました。敢えてそう訓練をした結果でもあるのですが、特に苦手なタイプの人間というのが無いので、営業にも向いているようです。この点では、社交や人間関係そのものに興味が薄いアスペルガー症候群とは著しく異なるようです。

また、自画自賛になりますが、ＡＤＨＤ人のすごいところは、自分を犠牲にしてでも他人のために奉仕するということにかけて、誰よりもやる気を出せるところです。それはもしかすると自尊心の低さの裏返しかも知れませんが、私たちは何らかの形で誰かの役に立ちたい、喜ばせることをしたい、と強く願っていると思います。

かくいう私も母が常々「世のため、人のために生きる人間になりなさい」と諭してくれたせいか、小学校高学年の頃には弁護士になって社会的弱者を救いたい、という意識が芽生えていました。母が離婚の調停などで弁護士に助けてもらって感謝しているのを目の当たりにしたからです。

その後、中学生の頃に見学したユダヤ人に対するナチスドイツのアウシュビッツ強制収容所の展覧会や、七三一部隊（別名・石井部隊。森村誠一著『悪魔の飽食』に詳しい）の展示会で、私の世界や歴史に対する関心は一気に高まりました。思えば、この頃から小説やゲーム内の仮想世界よりも、現実社会に興味がシフトしていったようです。

視点がすっかり世界に向いた私は、弁護士より外交官や国際公務員、あるいは青年海外協力隊といった世界の役に立つ仕事に憧れを抱きます。英語を本格的に勉強し始めたのもそのせいです。この結果、大学では環境政策を学べる地理環境学部という少し風変わりな学部を選びました。新しい人々との出会いを提供してくれる外国語は、社会のためになる仕事の上でも重要なツールであるという確信がありました。

また高校生の頃は近くの盲学校との交流行事があり、お互いの文化祭を案内するというボランティアを三年連続で務めました。先方の文化祭で感じた熱気は実に衝撃的でした。視覚障害者がこれだけ頑張っているのに、五体満足な私たちは十分にその恩恵に感謝できていないし活かせていない。それからは街で杖を持った視覚障害者を見る度に意識がいくようになり、助けるため声をかけるのにも抵抗がなくなりました。

発展途上国の人々のために貢献したい、という思いに押されて、アフリカに三ヶ月間住んだこともあります。一九九七年にアメリカのコミュニティ・カレッジを卒業した後、飢餓問題に関係したプロジェクトのボランティアとしてエチオピアの首都アジスアベバに赴きました。若い頃から求めていた環境だったので、不安よりも行きたい思いが勝り、大学時代に支援していた非営利団体のプログラムに志願したのです。現地ではリサーチ活動をしながら大学でも授業を一コマ聴講しました。幸い授業は英語でしたがクラスに外国人は私だけ、食堂で食事をしている外国人も私一人だけという刺激に溢れた環境でしたが、異文化の中で楽しく過ごすことができました。

本当はアジスアベバ大学の地理学部に転入志願していたのですが、「教育資源の整っているところで学士を取って、修士で学ぶのはどうか」と言われ、不合格となりました。その間にUCLAに合格したのでまたアメリカに戻ったのですが、確かにパソコンやインターネットの環境、図書館の蔵書数など月とスッポンの違いがあったのは事実。ただ現地に住んだ時に圧倒的な貧困に喘ぐ人々に対する無力感を感じたことは、後に国際機関で仕事をするにあたって強く背中を押された要因でした。

金銭感覚に影響してくる側面としては「気前が良い」というのがあります。今でも割り勘というのが苦手で、特に目下の人や仲のよい友達だとついつい奢ってしまいます。これは学生時代からで、なまじアルバイトで小遣いを稼いでいたからというのもあると思います。時に「人間関係を金で買っている」と冗談にされるくらい無頓着にお金を使っていた記憶があります。小学校の修学旅行ではあの人にもこの人にもとお土産を買い始めて止まらなくなってしまい、小遣いを全部使って銘菓「赤福餅」を十箱も持ち帰り、迎えに来た祖父をビックリさせたこともあります。これも今に至るまで続く傾向です。

異常に過密なスケジュール

日米間で仕事をしている関係で四六時中仕事をしているイメージを抱かれるようです。よく、いつ休んでいるのかと不思議がられます。しかし忙しいのは学生の頃もまったく変わりませんでした。

中学生の頃、一番忙しい時は朝四時に起きて朝刊を配り、帰宅して朝食もとらず学校に向かい野球部の朝練に参加。午後は授業が終わり次第夕刊を配達しにいって、その足で夕方の練習に参加。帰宅したら夕食を食べてそのまま塾に向かう、という生活でした。

今考えても過密なスケジュールで、次第に日中の眠気が抑えられなくなったのもまったく不思議なことではありません。学力低下が原因で、新聞配達は途中で辞めて、部活も野球部から朝練の無い陸上部に転部しました。

陸上部では中・長距離走の選手でしたが、走り方にもやはり性格が出るようで、ペース配分が大の苦手でした。いきおいマラソンや駅伝では最初からトップスピード。出だしはグループの先頭にいるのですが、もちろん長続きはしません。自分ではペースを落としているつもりはないのに、周囲の目にも明らかなほどスピードは落ちていて、体力をうまく温存していた他の選手にどんどん抜かれていくのです。性格的には衝動性を活かせる短距離がよかったのかも知れませんが、瞬発力が足りず、根性と負けん気でカバーできる長距離走に挑んだわけですが、自分を客観視できない、ペース配分がとにかく苦手などの弱点は、この頃から遺憾なく(!?)発揮されていました。

高校生になると、予備校や模試の費用、そして遊興費を稼ぐために飲食業でのアルバイトに精を出すようになりました。一方、部活も一時期ハンドボールと日本拳法の二つをかけもちしていたので日々は益々多忙に。毎朝遅刻ギリギリで三十分かけて自転車通学し、放課後に部活が終わり次第急いでバイト先に駆けつけるという具合。バイトが終わるのは午後十一時過ぎ、帰宅したら日付が変わっていたということもざらでした。当然慢性の睡眠不足。バイトの無い日は予備校に通っていたので、まさに身体も脳も休まる時間がありません。この頃を振り返ると、我ながら若いのに何故あんなに生き急いでいたのか、と思わず苦笑してしまいます。

さらに予定の立て方だけではなく、勉強方法にも大きな問題がありました。

大学受験に大失敗した理由

挫折だらけの青春時代最大の黒歴史「大学受験」についても少しお話しします。

柄の悪いことで評判の地元中学が嫌で私立高校を受験したものの不合格。何とか公立には合格し、府下に新設されたばかりの「国際教養科」の第一期生となりました。このクラスでは英語で英語を教える授業がある他、第二外国語まで学ぶことができました。おかげで卒業するまでには普通の学生よりは英語に慣れていました。もっとも英会話は親友の母親に十歳の頃に少し教えてもらっていたので、他の級友に比べ入学時から心理的抵抗感は少なかったと思います。受験英語のほうは、あまり得意ではありませんでした。

成績は悪い方ではなく、バイトで稼いだお金で予備校にも通うなど努力を重ねましたが、大学受験ではまったく実らずじまい。国立私立含め、二年で数十出願しましたが、結局すべて不合格。人生に絶望します。

時代はまさに熾烈な受験戦争の真っ只中とはいえ、なぜ相応の努力の甲斐も虚しく、全く結果を出すことができなかったのでしょう。今では、その理由を理解できます。私の学習方法には致命的な欠陥がありました。

受験生として私が抱えていた問題を列挙すると、次のようになります。

・予習復習や宿題を毎日こなせないので反復練習が必要な理系科目が苦手
・ゲームや漫画、性欲などの誘惑やムラムラに打ち勝てない
・気乗りしない時は黙って座っていられず、集中力が途切れがち
・優先度に沿って勉強できず、したい科目だけをしてしまう
・重要ではない枝葉末節な事や年号の暗記などに時間を奪われがち
・勉強前になぜか机の掃除など無駄な作業をして消耗する
・自分の勉強方法が正しいかどうかわからず不安になり集中できない

・本番でパニックに陥ると弱い

後に社会に出て受験戦争を手際よく勝ち抜いた方々と一緒に仕事をしてみて、いかに自分の学習方法に無駄が多かったのかを悟りました。特に、東京大学や一流私大に合格するような学生は優先度順に作業ができるよう自己管理をします。さらに、できるだけ無駄を省いて効率がよくなるように工夫しますので、同じ時間でよりよい成績を収めることができるのです。しかし学生時代の私は自分をうまく客観視できず、自身の勉強方法の効率の悪さに気づけていませんでした。

理路整然と考えることができず、重要なことに集中できない。落ち着けず頭にはうっすら霧がかかっているような状態。偏差値は決して低いわけではなかったのですが、目標への執着が強すぎてなかなか志望校選びで妥協できなかったというのも災いしたと思います。とりわけ予習復習が重要な理系科目はどんどん苦手になっていきました。ただ昔から読書好きだったこともあり、国語だけは駿台予備校でトップレベルのクラスに入れるほど得意でした。私の周囲にも何か一つずばぬけて得意な科目があった、というADHD人は多くいます。

無意味な強迫観念に捕らわれる

変なこだわりを効率よりも優先させてしまう強迫観念も問題です。

受験の「天王山」とも呼ばれる高三の夏休み。部活も引退して勉強に集中するようになった私は、この期間で三百六十時間勉強するという目標を立てて毎日机にかじりつきました。そして、机に向かった時間を正の字集計で壁に貼った大きなカレンダーに書き込んでいくのです。平均で一日八時間、多い時には十六時間。受験戦争がピークだった頃の受験生としては普通かも知れませんが、私はこの数字にばかり固執してまさに机にかじりついては毎晩正の字を書き続けていきました。

この数字は達成するには達成できたのですが、実はただ机の前に座っていただけの時間が大半でした。ずっと眠気と戦いながら夢うつつの状態で十時間を過ごしたり、勉強を始める前の強迫観念で机の掃除に三時間かけて、勉強する気力もなくなる程疲れてしまったり。集中するためにと無意識のうちに貧乏揺すりやペン回しなどで身体を動かし続けていくのですが、集中できないとそちらのアクションばかりが大きくなっていきます。好奇心が強すぎて、これを記憶しないといけない、こういう知識も一通り知っておかねばならないと思って脱線していくことも多く、世界史の勉強でそれが顕著でした。

例えば中国の皇帝の名前や五胡十六国時代などのマイナーな時代でも、王朝名やら人物名を丸暗記しておかなければ不安になります。世界史小事典のような資料集を読み始めたら、そのまま読みふけってしまい、最初になんの勉強をしていたのかすっかり忘れたなんてことはざらでした。枝葉的な設問でクイズをつくって友人と遊ぶこともよくしましたが、これらの大半は受験にはほとんど関係ないもので、大局観の理解はさっぱり、という塩梅です。

当然、集中力はまったく持続できていませんでしたので、成果が上がるわけもありません。夜には開始時刻から寝るまでの机にいた時間を記録していたのですが、何を勉強したのか記憶に残っていなかった時は愕然とします。それでもなぜか意固地に目標合計時間を達成することだけにこだわっていました。偏差値についても同様で、模試の度に一喜一憂していました。数字を管理すべきが、逆に支配されていたのです。

「例外」を認める教育を

もっと自分に適した勉強方法を教えてくれるアドバイザーにあの頃巡り会えていたら

よかったのに、と悔やみます。このような問題を抱えている学生は今も多くいるはずですが、教育の現場ではどのように理解されているのでしょうか。

ジャーナリストであり、小学生から社会人まで幅広くカバーする学習塾「知窓学舎」の塾長でもある教育コンサルタントの矢萩邦彦氏は、次のように語っています。

「ＡＤＨＤの生徒は、教育者目線でザックリと二種類に分けられます。自分の言動が周囲に影響を与えてしまうことへの評価を理解できるタイプとできないタイプです。同時に双方のタイプを教えていたことがあるのですが、対応には幾つかの注意が必要です。まず、彼らが問題とされる行動をとった時は、なぜ今この場でそれをしてはいけないのか、ということについて論理的に説明しますが、その結果、両タイプともリアクションはそれほど変わりません。しかし、理解できるタイプの生徒は時間が経ち、場面が変わればまた別のことに集中しますが、理解できないタイプの生徒はしばらくしてから突然怒り出してクラスを騒然とさせたりします。おそらく納得がいかないままふつふつと怒りに集中していて、何かの拍子に溢れてしまうのだと思います。

言わずもがなですが、ＡＤＨＤの生徒にとっても集団授業はとても大切な学びの場になります。しかし、教える側としてはクラス全体にマイナスの影響を及ぼすことは避けたいところ。特に予備校や学習塾などでは、授業環境やクラスメートに対してシビアな意見が多いのも事実です。しかし、理解できるタイプの生徒であれば、講師の理解とファシリテーション（集団での活動が円滑に行われるように支援すること）次第で受験クラスでも十分にやっていけますし、周囲も良い刺激を受けることができます。

今まで教えたＡＤＨＤの生徒の中には、授業内容をビデオのように記憶することができる生徒や、頭の中にグーグルマップが入っているような生徒もいました。また、喧嘩している生徒の仲裁に入ったり、講師の間違いを臆せず指摘したり、悪くなった空気を破ってくれる生徒もいたのです。私自身ＡＤＨＤの生徒に助けられたことが何度あったか分かりません」

矢萩氏は、教育現場の現状を知る立場として、こう締めくくりました。

「私は『例外』を認める教育の場こそが、今の日本に不足していると考えています。ＡＤＨＤやアスペルガーの生徒をいかにクラスの中でコーディネートしていくのかということは、教育の現場として具体的な目標になると考えています」

私もまったく同感です。

受験に失敗し渡米

現役、一浪と二年連続で見事に失敗続き。いよいよ私の人生最大の転機となった渡米の機会が訪れます。

この頃、ずっと机の前にいるのが退屈でどうしようもなく、世界に出て視野を広げたいという強い衝動が抑えられなくなってきていました。世界の環境問題に関心を持ちはじめた時期でもあり、国連環境計画に勤めてアフリカの緑化などに尽力したい、というようなことを高校の卒業文集に書いたほど。しかし、実際には世界はおろか狭い机の前で縮こまっている日々でした。しかもそわそわして、ろくに集中もできていません。

ふと太平洋を隔てた米国西海岸に行きたくなり、リュックサック一つで旅をする「バックパッカー」としての一人旅を思い立ちました。思いつきの背景には、当時男子学生に人気のあったハードボイルド系作家のエッセイ、あるいは熱中した少年漫画などがあったと記憶しています。これまで映画やテレビ、本などでしか見たことがない世界の体験、会ったこともない人々との出会い、わずかな荷物と現金しか持たずに一ヶ月以上異国の地を旅することへのあこがれ、英語を使う機会の切望などが日増しに強くなりました。無頼派を目指していたのか知りませんが、今から思うと若気の至りの一言に尽きます。

そのためだけに探した短期のホテル清掃アルバイトを二ヶ月弱勤めあげ、生まれて初めて航空券を購入し、一九九四年の七月に遂に断行します。旅程は四十日。荷物は着替えだけを詰めたリュック一つ、所持金わずか八百ドル。渡航前に予約していた宿は最初の五泊だけ。これで飛び出したのですから、衝動性以外の何物でもなかったでしょう。案の定旅の途中でお金が底を尽き、一日一食で過ごした日も数日ありました。

突発的行動を後押しした最大要因は、受験失敗という受け入れがたい現実からの逃避。ヘルマン・ヘッセの『車輪の下』よろしく、受験でも恋愛でもキャリア設計でも大きな挫折を味わっていた私は、とにかく目の前の現実から逃げたかったのです。「世のため、人のため」に生きるよう諭してくれた母の期待に添えていないことも、本当にやるせなさを痛感させる要因でした。ちなみに母と一緒に空港まで見送りに来てくれた二人の親友は、今でもよき理解者として何かにつけて支えてくれています。

第一志望校で犯した「不注意」

受験失敗というのは、数十出願した全てに玉砕したということなのですが、中でもそれを象徴する出来事にどうやら「不注意」が深く関係していたらしいということに、二十年後に気付きました。

その出来事とは、忘れもしない同志社大学法学部の受験でした。現役ではなく一浪時です。現役の時は主に国立大学と関東の一流私大に絞ったのですが、二年目の受験ではプレッシャーから、より確実そうな関関同立と呼ばれる関西圏のトップ私大に絞り込みました。今となってはおこがましいのですが、自分ではこれでも最大限の妥協をしたつもりだったのです。

その中でも最も自信のあった試験がこの学部で、第一志望でした。関関同立は世界史や日本史がマニアックで難しいので有名なのですが、たまたま世界史のヤマが当たって百五十点満点中百四十点以上取ることができました。およそ九割五分の成績。これは模試でも出せなかった、まさに奇跡的な数字です。英語も七割取れたら十分というところ、自己採点によると七割五分以上の手応えでした。英国社の三科目受験だったので、残りの国語は一番の得意科目。それでも結果は不合格で、悔し涙を飲みました。

落ちた直後もショックでしたが、人生最大級ともいえるショックに見舞われたのは、母校に数ヶ月後に送られた受験結果（点数内訳）を見た時でした。そこには母校からその大学を受験した生徒の全ての成績が記載されていたのです。「そういえば後何点足りなかったのだろう」と気になり、自分の得点を確認してみました。

まず合格最低点には五点足りなかった、という事実を知りました。これは受験ではよくあることなので別段不思議ではありません。一点差の中に何百人という受験生がいるのですから。なるほどまぁ、落ちても仕方ない。

その後各科目の内訳で英語、世界史と得点を確認しました。世界史も英語もだいたい想定していた点数が記載されていました。そうだよね、ヤマあたったもんね、と思い出しながら、ふとした疑念が頭をもたげます。あれ、でもそれでも落ちたのはどうしてだろうか。その直後国語の点数を確認し、確かそこに七十六点とあったと記憶しているのですが、もしかしたら少しはずれているかも知れません。その数字を見て、こう思ったのをよく覚えています。

「ふむ、八割近く取れてるじゃないか。それでも足りなかったのか。あれ、えぇ？」

その直後、絶望のハンマーに後頭部を強打された衝撃を受け、その場に崩れおちそうになりました。そう、国語は百点ではなく百五十点満点だったのです。

学生時代を通じて一番得意で偏差値はもっぱら七十台。現に直前のセンター試験で一問間違いのみという抜群の成績を取れていた国語。その唯一の武器で、よりによって第一志望の受験で自分でも信じ難い数字を叩きだしてしまいました。最低点に不足していた五点は、国語なら一問で獲得できる点数です。他の二科目でせっかく蓄えた貯金を大の得意科目で全て使い果たし、敢え無く敗れた事実に虚無感が漂い、重い足取りで家路につきました。

この瞬間、脳内で何かが音を立てて崩れ、そして何かの運命というか因縁めいたものを感じたのです。あるいはそう信じるしかなかったのかも知れません。これはいくら受験校のレベルを下げても同じだ、と。根拠は全くないのですが、自分にはきっと違う道があるはずだ。そう思い込みたくて仕方ない自分がいました。

ところで、先ほどこれが「不注意」と結びついていたと述べました。

ＡＤＨＤの診断を受けてしばらくしてから、私は一つの結論に達しました。受験後二十年近くを経て私が到達した結論。それは記入の間違いです。同志社の国語は全て選択式解答でした。もちろん今更何が事実かを知る術はありません。

人間万事塞翁が馬と申します。その後の人生を顧みて、今では自分の青春最大の「不注意」に感謝しています。試合に負けて勝負に勝った。そう思うようにしています。

しかし十代の頃は当然そういうわけにもいきません。本来は受験に向けられるべき力が、全く別の方向に転化されたわけです。しかし、普通に考えると目の前にある受験が浪人生の本分ですので、大事な夏期講座も開講する夏休みに旅に出るというのは受験を放棄するに等しい暴挙です。

このように私の場合、目の前にある「しなければならないこと」に嫌気が差した時、その現実から逃れようともがく力は非常に大きなものです。今では「それも使いようだ」と考える心の余裕ができました。その力を目の前の困難に向かいあう力に変えることができたら、人生で乗り越えられないことはないようにも思います。

カリフォルニアで再出発

渡米した時は十九歳でしたので、米国で成人を迎えました。とにかくこの旅行での体験と、いくつかの現地での出会いがきっかけで、挫折だらけの日本の大学受験を諦めて、本格的に米国留学を目指すことにしました。知り合いや親戚にそういう経験をした者は皆無でしたので、相談相手がいたというわけではなく、単なる思いつきからのスタートですが、持ち前の行動力はここではいい形で発揮されたようです。

渡米のきっかけを作ってくれたのは、今でも父親代わりのように慕っているKさんです。ある日ひょんなことから知りあった彼と、自分の生い立ちや夢などを語る内に、目指している国際貢献の分野に進むには英語力がどうしても必要だと気付かされました。そして、そんな大志を抱きつつも大学受験に失敗した理不尽さに、やるせなさと行き場の無い怒りを覚えていました。それらを温厚なKさんに伝えたら、彼がアメリカの大学に通う選択肢もあると提案してくれました。もちろん考えたことが無いわけではなかったのですが、莫大な費用がかかるイメージがあったし、何よりまだ私は日本の受験を諦めたわけではなかったのです。日本の大学に無事合格して、苦労して育ててくれた母親の恩に報いたい、という思いもありました。

しかし、Kさんは言います。こちらで立派に大学に通えればそれでも恩返しになるんじゃないのか。むしろキャリア的にはそのほうがプラスかも知れない。英語も勉強できるし。「実は世間体や周囲の評価を気にしているだけではないのか?」という私の虚栄心を見透かされたような指摘もあり胸に突き刺さりました。

とにかく底抜けに明るくて湿気がなく心地よいカリフォルニアの気候にすっかり魅了されていた私は、やがて「もう一度受験して落ちるかも知れないくらいなら一縷の望みに懸けてみよう」と思うようになりました。もともと新天地を目指していたところだったので、現実逃避の気持ちもうまく作用したことは否めません。すっかりその気になってしまいました。学費を節約するには編入の仕組みが活用できることも教わりました。

その後も何かと苦労はしましたが、自分で選んだ道と覚悟を決めて邁進しました。留学生時代は真摯に勉強に取り組み、物理や数学などのかつての苦手教科にも果敢に再挑戦し、所定の成績を収めてコミュニティ・カレッジ（短大）からカリフォルニア大学ロサンゼルス校（ＵＣＬＡ）という現地を代表する名門校への編入に成功しました。

入学した時には二十三歳。日本では同期がすでに社会人一年生。キャリアで大きな遅れをとっていることに多少の焦りはありましたが、とっくに一般的な進路とはかけ離れた後なので、他人と比較することにそれほど意味を感じなくなっていました。またこの頃でもぼんやりと国際機関や非営利組織のようなところで働く夢を持っていたので、民間企業で働くイメージがなかなか湧いてこなかったのも事実です。

高校生の頃から飢餓問題やアフリカの砂漠化、大気や海洋汚染などの環境問題に興味を持っていたこともあり、数学が不得意でも環境学を学べる人文系の地理環境学部を専攻しました。単純計算は得意ですが、予習復習の習慣がもてないため数学の授業についていけなくなっていたのです。

受け身の授業ではすぐ居眠り

こうして日本ではなれなかった大学生に、なんとか米国でなることができました。しかし、じっとしているとすぐ眠気や雑念が湧いてくるのが習慣となっている私にとって、授業を黙って聞いていることほど苦痛なものはありません。しかも、自分の母国語ならいざ知らず、全て英語です。内容が難しくてついていけなかったり、退屈だったりしたらなおさらのこと。高校生まで苦手だった予習復習もせざるを得ない環境に追い込まれました。

米国の大学ではディベートや研究発表など発言が求められる授業が多く、そんな時は緊張して眠くならないのですが、受け身を強要される授業では、集中しようと思ってもすぐにうたた寝をしてしまいます。授業によっては三時間ぶっ通しの講義もあり、多動な私にはまさに拷問さながら。授業中に居眠りするというのは他人から見ると本当にカッコ悪いものです。まったく悪気はないのですが、あまりの眠気に最前列の席にいるにもかかわらず机に突っ伏した状態で寝てしまい、クラスメートに「そんな態度を取るべきじゃない（You are not supposed to do that !)」とたしなめられたことや、音楽の授業でジャズのコンサートを聞きに行った際、居眠りで後頭部が後ろにのけぞり、何度も壁にガンガン音を立てて周りから「Stupid（馬鹿)」と罵られたことは恥ずかしい記憶として残っています。

居眠りが原因の赤面エピソードもあります。ある時地理の授業で、山岳地帯の等高線を立体視するための器具を地図に重ね合わせるという実験がありました。3D映画を見るときのような、眼鏡に似た脚付きのレンズを地図の上に置いてレンズの上から見るのですが、この時も眠気と格闘していた私は作業指示をまったく聞いていませんでした。隣からこのレンズが回されて来た時、私は思わず机に置くはずのそれを逆向きにちょうど眼鏡のような格好で装着して思いっきり正面を向いてしまったのです。当然、教室は大爆笑の渦。それこそ目から火が出るほど恥ずかしい思いをしました。

アメリカの授業は各自の個性を最大限に尊重する傾向が強くあります。授業中に飲食する光景も日常茶飯事ですし、一時退席などもそれほど問題になりません。出席したかどうかが問題ではないので、出欠も取りません。恐らく日本と大きく違うのは学生の授業への積極的な参画が求められることです。それは質問の数にも表れます。アメリカ人の学生は実によく質問します。またグループ議論などでも、できるだけ全員が話すように配慮されていて、当然のように各自が意見を述べていきます。黙っていると得体のしれない学生、消極的な学生というイメージを持たれてしまいます。沈黙よりも雄弁、謙遜よりも自己主張が求められる環境といえますので、文化の違いに苦しむアジア系学生も多くいます。英語を母国語としない留学生にはなおのことです。

幸い私は十歳の頃から英会話学習を始めたことや高校で国際教養科を出ていたこともあり、英語は他の日本人留学生と比べるとできた方でした。ですが英語を母国語とする現地の学生よりは格段に落ちるので、相当な努力をしないと良い成績は取れません。

アメリカの大学が性に合っていた

それで授業の際には二つのことを心がけるようにしました。まず可能な限り最前列の席に座ること、そして授業を毎回テープレコーダーで録音することです。経済的に余裕がなかったので、結果的に四年分のカリキュラムを三年で卒業しました。アメリカの大学には大別して二学期（セメスター）制と四学期（クォーター）制があり、授業料は学期ごとなので、単位を規定範囲内でできるだけ多めに取っていくことで学期を短縮し授業料を節約することが可能です。もちろん、そのぶん勉強内容は増えます。UCLAでは三学期制（＋サマースクール）を採用していたので、一学期は十週間しかありません。その間に中間テストと期末テストがあるので、ゆっくりしていられるのは最初の二、三週間だけ、それ以降は猛スピードで走り続けます。私にとって幸いだったのは、極度に忙しいのも、個性を尊重する気風も肌に合っていたこと。恐らく日本の大学よりは遥かにアメリカの大学の方が私に向いていたと思います。

とにかくこの頃の私は人生で一番熱心に勉強しました。当初はバス通学でしたが、いつも第一限に間に合うように朝早く出て、授業の合間や放課後は図書館に通い詰め、最終バスの時間までこもって勉強しました。ただ、これはアメリカの大学ではいたって普通の光景。アメリカの学生は本当によく勉強するものだと感心したのを覚えています。

期末試験前になると図書館の自習室は二十四時間開いているのですが、そこが学生で一杯になるのです。高校生時代にバイトの先輩たちから聞いていた大学生の印象とまったく異なっていました。英語を母国語とするアメリカ人がこれだけ勉強をしているのですから、外国人留学生は、彼らよりよい成績を取るためには本当に死に物狂いで勉強しなければなりません。実は、それ以外にもボランティアや奨学金を得るための活動などで、普通の学生よりもただでさえ忙しい毎日を過ごしていたのです。大学時代に住んでいたシェアハウスは、奉仕活動が条件で賃料が安くなるものでした。他のルームメートは試験前などで勉強が忙しくなったら余分に支払うことでカバーしていましたが、ただでさえ母子家庭で経済的にゆとりのない私は、活動を休まず続ける他に道がありませんでした。

ごく自然の成り行きで睡眠不足な日々が続き、バスの中では乗り込んだと同時にうたた寝して、ほぼ毎日終点で運転手に起こされました。大学が終点だったので行きは問題ないのですが、帰りは大変でした。気づいたら自分の降りるべきバス停をとっくに通りすぎていて、もう次のバスもないので、ルームメートに連絡して真夜中に迎えに来てもらったことも数えきれず。トラブルが多いので、まだあまり普及していなかった携帯電話も早めに持っていました。

留学して数年経っても、やる気と集中力をコントロールできないこと、じっとしているとやってくる強烈な眠気と雑念に悩まされ続けました。今の私が当時の私にアドバイスできたら、勉強の効率はだいぶ上がっていたのではないかと思います。

インターネットと出会う

後に仕事で多用することになるインターネットとの出会いもこの頃です。実は母校はアーパネット（ARPANET）という今のインターネットの起源となったパケット通信ネットワークに最初に参画した四つの大学の一つです（残りはスタンフォード大学とカリフォルニア大学サンタバーバラ校とユタ大学）。運用資金は米国国防総省から提供されました。このアーパネット上で最初に送信されたメッセージはＵＣＬＡの学生プログラマーが一九六九年十月に送ったものとされています。そういう背景があるので、大学の図書館に併設されたコンピュータ・ラボの質はかなり高く、ネットワークの回線速度も周囲と比べてダントツに早かったのを覚えています。通信速度はそのまま生産性に直結することも多いので、環境には恵まれていたと言えます。この時インターネットとパソコン、そして英文タイプに慣れ親しんだことは後のキャリアで活きてきました。

少し話はそれますが、九〇年代はインターネットを中心としたいわゆる「ドットコム・バブル」の黎明期。まだフェイスブックはおろかグーグルも誕生しておらず、ヤフーが時代の寵児としてもてはやされていた頃です。この頃からマイクロソフトやアップルといった巨大企業は学生たちを取り込むために大学にコンピュータを寄付したり、学生向けに安く供給するプランを提供したりしていました。特にアップルはその部分に関しては積極的で、カレッジのコンピュータ・ラボにもアップル製のパソコンは多く並び、デザインやアート専攻の学生たちから高い支持を受けていました。

インターネット以外でもコンピュータで使われるさまざまなアプリケーションを実用的なスキルとして学んでいくことが要求された時代で、それまで図書館の本を読んで論説をまとめていた時代から、インターネットとパソコンで論文を仕上げる時代に、と大きく変遷していくのを目の当たりにしました。それは好奇心旺盛な私にとって非常に刺激的なことで、今でもどんどん流行《はや》りのテクノロジーやツールを積極的に取り入れていく、いわゆるアーリーアダプター的な立場を私が維持するのも、この頃の影響が大きいのです。もちろん、これは仕事に大きく活かされることとなります。

私が紆余曲折の学生生活で学んだ結論は、努力しても越えられない壁にぶち当たった時は、自分らしさを追求して思い切って環境を変えてみる、目標をまったく違うものにしてみるということでした。そうすれば、まったく違う結果が得られることがあります。

自分を信じて自分なりの道を模索すること。これは歴史に名を残すような個性的な成功者からも学べる事実です。ビル・ゲイツやスティーブ・ジョブズ、マイケル・デル、レイ・クロック（マクドナルドの実質的創業者）などの偉大なビジネスパーソンも、ガンジーやマザー・テレサ、ネルソン・マンデラといった偉人も、みな他人と同じレールを歩もうとして結果的に成功したのではありません。

その後の社会人生活を通じて、個性を活かす道を徹底的に模索することで活路が得られるというのは、今では私の信念になっています。

伴侶との出会い

学生の頃、アメリカに滞在するきっかけをつくってくれた恩人の先輩に当たる方からの紹介で、今の妻と出会いました。

ここでも、私の衝動性が強く発揮されました。というのは、この妻とは最初から結婚を前提でつきあったからです。実は浪人生の頃、恋愛で苦い体験をしたことから、次に付き合う人とは結婚しようと心に決めていたのです。たまたま同じような主義であった彼女と知り合い、お互いそれほど知らない中で、結婚を前提とした付き合いをすることとなりました。恋は盲目といいますが、たまたま最初に会った時に持っていたデジカメが同じ機種だったとか、カエルが苦手なのが一緒とか、そういう奇遇を見つけては縁だと信じこんだものです（相手はどうか知りませんが）。東北出身で色が白く、朗らかな性格にも惹かれました。私があまりに考えこむタイプだったので、そのギャップが彼女を苦しめたようですが、私にとっては逆に自分を客観視する良い機会でした。

もっとも、彼女が短期滞在でアメリカに来ていたのはほんの数ヶ月ほどのことで、その後はずっと遠距離での交際が続きました。お金もないのに会いたくて週末を利用して日本まで飛んで行ったりしたことや、電話で喧嘩が始まり切るに切れなくなって数万円の国際電話料金を払う羽目になったのも、今では懐かしい思い出です。

後になってこの出会いを振り返っても、恋愛に関しては自分があまりいい運勢を持っていないと思っていたのと、選択肢を持ちすぎるとどんどん優柔不断になっていきそうな気がしていたので、同じような主張をもっていた配偶者と出会うことができ、知人からの縁を信じて踏みきれたので、これが正しかったのだと思います。

ちなみに妻は私と違い、非常にしっかりした性格なので、足りないところを十分に補ってもらっています。特に「やるべきことをやる」ことが重要だと口を酸っぱく言われました。これは私が一番苦手なところです。もちろん性格がそれだけ違うので、夫婦につきもののいざこざは他のカップルよりはだいぶ多かったかも知れません。妻が少し年上だったということ、子供をたくさん欲しいと願っていたこともあり、大学卒業と同時にラスベガスで挙式、翌年には日本で所帯をもつという風にここでも機動力を発揮したのですが、これが拙速だったかどうかは自分でもよくわかりません。

発達障害に関しては、恐らく出会ってしばらくした頃から気になっていた部分もあるのだと思いますが、それが直接の衝突原因となるのは結婚後の話です。本人からの承諾を得られていないので、この辺りの詳細は割愛せざるを得ないのですが。

第三章　社会人生活は綱渡りの連続

「晴れ時々曇り」ではなく「雨時々曇り」

ＡＤＨＤの診断基準や対応を巡っては専門家の間でも意見が分かれることが多いようですが、それが「先天性」であるということについては、概ねコンセンサスになっています。

それがどういうわけか、そのうちの六割程の人々においては思春期以降に特有の気質が緩和されるか、ほぼ無くなると言われています。残りの四割は、私のように大人になっても気質が色濃く残る。これらを成人《アダルト》ＡＤＨＤと呼びます。成人ＡＤＨＤに対する研究は、子供のそれに比べてまだ研究が遅れているという印象が否めません。研究の進んでいる米国ですらそうなので、日本では尚更のこと。成人ＡＤＨＤの場合、学校等で教師や同級生たちから日常的に見られる子供より目立ちにくいというのも、研究が遅れてしまう一因です。

私自身、学生時代の成績はそれなりによかったので、学業を遂行する上で極度な困難を抱えていると感じたことはなく、むしろ自分ではうまくこなせているつもりでした（しかし、結果として大学受験の大失敗が過酷な現実として突きつけられました）。

ところが、社会人になったらそれでは済まされないようなことが増えてきます。なにせ社会人の多くは時間労働の対価として給料をもらうオフィスワーカーであり、生産性や作業効率は評価に直接響きます。また仕事の時間以外でも、親の経済力や庇護に依存している状況とは異なり、自身の生活スタイルや家計を上手にコントロールする必要があります。ＡＤＨＤを抱えている人々の大半は節制や自己管理が苦手です。一人暮らしには本来向いていませんし、衛生環境にも問題がでることが多いでしょう。一見社交的な割に人付き合いがあまり得意ではないので、気分のアップダウンに苦しんだ挙句、鬱になって引きこもりがちになる方もいるそうです。社交的になり過ぎて、色んな所に顔を出しまくって浪費してしまうこともあります。

ＡＤＨＤは、意識や思考、感情を司る脳の機能の一部に関連した障害であるため、四六時中ついて回ります。一度集中したら絶大な力を発揮するものの、それを思うようにコントロールできません。よく「そんなの私だってそうだ」という人がいますが、度合いと頻度が違うのをお忘れなく。私たちは「たまに忘れない」、その人たちは「たまに忘れる」です。天気予報に例えれば、「雨時々曇り」か「晴れ時々曇り」かの違いで、これは大違いです。

整理整頓ができないことで、スケジュールやタスク管理に支障をきたすこともしばしば。ケアレスミスはいくら注意しても、なかなか無くせません。時間管理も苦手なので、約束の時間に遅れることもしょっちゅう。人間関係で成り立っている社会人生活では信頼が何よりも重要と言えますが、信頼にヒビが入る事態を招きやすいのです。

留学から帰国、そして就職

なんとか無事に大学を卒業した後、日本に帰国しました。遠距離でのつきあいが続いていた伴侶とは、前述の通り私の大学卒業式の直後ネバダ州のラスベガスで簡単な結婚式をしました。ラスベガスはスピード挙式で有名で、ドライブスルー入籍というのもあるほど。行く宛てもお金もない我々夫婦は、母と弟が住む、ただでさえ手狭な大阪の実家にしばらく身を寄せることになりました。

よくテレビドラマで見るような嫁姑問題の渦中にあったのが、この時期です。噂に聞く体験をまさか自分がすることになろうとは。私と弟と母はもともと浴室無しの狭い文化住宅で育った家族ですが、妻はまったくの他人。地方の大きな一軒家で育った彼女にとって、あの頃の生活は不便で居心地の悪いものであったはずです。また、妻から見ると私たち兄弟はだいぶ甘やかされて育ったように見えたようです。言われてみると、洗い物以外の家事は何もしたことがありませんでした。

私はこの頃、妻との幾度とない諍いを通じて、それまで気づいたことのない自身のエゴに目を向けることを余儀なくされます。それは他人に対する思いやりのなさ、共感のなさであったり、身勝手さであったり。貧しいとはいえ、祖父母や母親から愛され、放任主義で育った長男の私は、自分が思うほど他人に対して優しく振る舞えていなかったし、何より「女性に優しくする」ということができませんでした。男兄弟で育ったということもあるかも知れませんし、父親がいなかったので夫が妻にどう振る舞うべきかという理想像がまったく見えていなかったということもあります。

里帰りすらろくにできない環境で、この間まで赤の他人だった家族の中に放り込まれた妻は、さぞや辛い経験をしたことでしょう。今でもその時のことを思うといたたまれない気持ちになります。またその反動もあってか、年上でしっかりもの、東京で社会人として一人暮らしの経験もあった妻は、当初はともすれば私の社会人としての未熟さをなじりました。私の発達障害からくるさまざまな症状についてどれくらい認識していたかはわかりませんが、いろいろ違和感は感じ始めていたのではないかと思います。自己分析すると、頭でっかちで自己本位、他人の気持ちに共感できず、大きなことを言う割には自分の世話すらちゃんとできない、そんな「大きな子供」に見えたのではないでしょうか（今もそうかも知れませんが）。

とは言え、私もこの頃は六年ぶりに住む日本で、社会人と世帯主の一年生を営むにあたり、精神的に追い詰められる日々が続きました。

この時の初めての「就活」では、唯一のスキルである「英語力」を活かせる仕事を探しました。しかし、比較的経済規模の大きな関西圏でさえ、外資系企業が首都圏と比べて遥かに少ないのです。まず海外とのやり取りが必須な貿易関連の仕事に的を絞ることにしました。その結果見つけたのがコンピュータ関連ハードウェアのバイヤー職。大学生時代にパソコンやインターネットに触れるのが大好きになっていたのが功を奏しました。

ずっとつきまとっている借金癖

就職先が決まったことで、実家から引っ越しました。引っ越しで必要になる敷金などは、蓄えがまったくなかったので街角の金融機関から短期融資を受けざるを得ませんでした。衝動的な行動の多いＡＤＨＤ人には、借金癖のある人が少なくありません。これは未来を犠牲にして現在で得をするという行動ですが、当然ながらクレジットカードの支払いや借金は利息と共に増えていきます。この時たった数十万円という借金を返済するのにどれだけ時間がかかったことか。実はアメリカのクレジットカードには、すでに学生時代の学費や生活費で使ったお金がこれの何倍も残っており、日本からも支払いを続けていました。

お金を巡る苦労は社会人なら誰しも経験することだと思いますが、特に自己節制が苦手な私にとっては重い課題です。高校生までは自分で稼いでいたので金回りがよかった私が、留学してから苦労し始めた原因は、「自分への過剰投資」と、自分の現在の支払い能力を超えることのできる「クレジットカード」の使い過ぎでした。

借金癖の原因は、お金を貯める習慣が身についていないことと、支出が常に収入を上回る状況が続くのに、支出を抑制するのではなく、一時的な収入を得ることでその場凌ぎをずるずる続けてしまうからです。金欠病というくらいですから、実は専門家の指示が必要なくらい深刻な症状であり、多くはギャンブルや買い物への依存症とも結びついています。そんな単純なことにも最近まで気づけなかったくらい、私の中で金銭感覚は狂っていたようです。ただ、逆に考えるとそんな無茶でもしない限り、貧乏な家庭に育った私が米国留学することなどできなかったでしょうし、これまで辿ってきたようなキャリアも築き上げられなかったはずです。そう考えると複雑な気分です。

学生時代の「投資」といえば、最後の年、単位を稼ぐために二千ドルの夏期講座を受講したことがあります。それまでは夏休みは日本に一時帰国してアルバイトをして学費を稼いでいたのですが、卒業前の夏休みは夏期講座で単位を稼いで通常の学期を一つ節約することにしました。この時は第二外国語として英語より学習しやすい言葉をと考えて、韓国語を受講したのですが、毎日八時間ほど熱心に勉強した結果、韓国語の日常的な読み書き、会話には困らなくなりました。ビジネスに使うことはあまりないですが、ロサンゼルスにも韓国人は多くいるので、ちょくちょく使う機会があり重宝しています。

「日本のサラリーマン」としてのトラブルと課題

前述のように、私はこれまで自営を除き、三年以上一つの会社に勤めたことがありません。就労形態も学生時代の各種アルバイトに始まり、正規雇用、非正規雇用、自営、中間管理職、雇われ社長、上場企業子会社の代表、世界的に有名な企業や組織でのコンサルタントなど、さまざまな立場を経験してきました。それでも社会人としての基礎は、大学を卒業してから日本の一般的な企業にサラリーマンとして勤めた時に培いました。

帰国してから四年弱、コンピュータ関連のハードウェアや周辺機器に関する業界で、ごく普通の会社員として仕事をしました。「ごく普通」というのは、仕事内容もそうですが、「毎日決まった時間に出勤する」という勤務形態も含めてです。ただし、そういう型にはまった生活をするうちに、学生時代に苦しんだ悩みに加えて、学生の立場では気づきようのなかった数々の問題や弱点に直面していきました。

じっと座っていられない「多動性」の問題、プレッシャー下で急いで仕事を仕上げようとしてケアレスミスを犯す「不注意」の問題、そして事あるごとに脱線したり突発的な行動で周囲に迷惑をかけたりしてしまう「衝動性」の問題がありました。上司の横暴や論理性を欠く指示にはことごとく反発を覚えていましたし、仕入先や取引先の不手際に対しついつい怒りのメールを送って大騒ぎになったこともあります。その半面、議論や製品開発の場で発揮した創造性、職場内の潤滑油的な役割を果たしていたコミュニケーション能力や調整能力、単独で出張にでかける自主性や機動力などは、評価されていたと記憶しています。

学生時代から続く生活習慣上の問題としては、昼間の眠気があります。立ち仕事をしていてもやってくるくらいですから、デスクワークをしていると貧乏揺すりくらいでは対応しきれなくなり、気づくと居眠りしています。そういう時はこっそりトイレで休むということを何度もしていました。眠気を抑える方法も、自分なりにたくさん試してみました。ガムを噛む、炭酸飲料などの刺激性の強い飲み物を飲む、糖分やカフェインを摂取する、など。それでも効かない時は外に散歩に出かけたり、同僚と立ち話をしたり、本当にどうしようもなくなると仮眠したりしましたが、日本の職場環境ではなかなかそれが許されません。

昔から寝ている時でもすぐに目が覚めがちで、眠りが浅いのです。少しの物音で目を覚まし、時計の秒針音が気になって眠れなくなることもよくあります。これが昼間の眠気を増進する原因ともなります。睡眠時間は十分にあったはずなのに昼間に眠気に襲われることから、糖尿病や睡眠時無呼吸症候群などを疑ったこともありますが、どうやら慢性的な睡眠障害があるようです。睡眠中にはフルカラーのアドベンチャーやサスペンス映画仕立てのようなドラマチックな夢を見ることが多く、幼少時はそれを楽しんでもいましたが、大人になってからは、それはどうやら悪夢の類だと気づくようになりました。午後にやってくる強烈な眠気から察するに、脳がきっちり休めていないとしか思えないからです。ですので、枕や寝具などにも工夫を凝らすようにしています。

今でも発言する機会のない会議や講義などに参加するのは大の苦手です。講演会なども、よほど話者の話に惹きこまれていなければすぐに寝てしまいます。日本でもアメリカでも職場での会議は多いですが、参加者全員の意見が求められるアメリカとは異なり、日本の場合は儀礼的でなぜその場にいないといけないのかわからない類の会議も多いので苦労しました。そういう会議ではもちろん強烈な眠気に襲われます。身体を動かしたりするのも見苦しいですし、もちろん立ち上がったり席を外すことも許されません。最近では、立場が異なってきたこともありますが、自分からそういう場を極力遠ざけるようにしています。とはいえ、駆け出し社会人がそんなことを口に出そうものなら、すぐに社会不適応のレッテルを貼られてしまうでしょう。

怒りのメールで大問題発生!

対人関係についてはどうでしょうか。アスペルガー症候群に比べるとＡＤＨＤ人の対人関係は一見良好に見えます。人見知りしないし、好奇心旺盛なので話のネタも尽きません。私の友人の中でも、ＡＤＨＤと推定される人は個性的で博識な人が多いのは歴然とした事実です。その半面、見た目によらず気難しい一面もあり、躁鬱のような状態になることがあります。理屈っぽい割には思ったことをすぐ口に出す感情的な面があり、そういう独特なキャラクターが職場でしばしば問題を起こします。

私自身も過去に二度、職場のアシスタントと深刻なトラブルに陥ったことがあります。最初は仲がいいのですが、どうも指示が大雑把だったり気分屋に見えたりすることが多いようで、一度否定的なイメージを持たれたら、それがなかなか好転しないのです。特に自身が前から勤めている同僚よりも好待遇で入った職場では要注意だということを悟りました。小学校の時に転校生として苦労した体験が蘇ります。

自分に対して無理を課すことが多い割には、存外ストレス耐性が低いので、ひとたび歯車が嚙み合わなくなると、そのまま一生もつれるようなことになったり、絶縁したりする場合もあります。これについては、恐らく自尊心が低いことが大きく影響していると思います。自分の性格やライフスタイルが健常者と比べても大きく違うことを知っているので、強がってはいても自分に対して「失敗者」というレッテルを貼ってしまいがちなのです。特に相手に自分の不出来な部分を発見されて、そこを追及されると落ち込み、だんだんその人と付き合うのが億劫になります。

また、往々にして権威に反抗する癖があるので、頭ごなしに怒鳴られたら同じように感情的に反発してしまうことが多く、一気に人間関係が悪化してしまうことがあります。

自分の品位や信頼が傷つけられたと感じた際に人間が取る行動は様々だと思いますが、そうなると理性よりも衝動性が強くなるＡＤＨＤ人は細心の注意が必要です。仕事で使うことの多いメールは、この手のトラブルを誘発しやすく注意が必要です。私の場合、相手の対応に怒りを覚えた際には長文のメールを送りつけることが多く、受信者に相手だけでなく相手の上司や同僚も含めることで威嚇するということが過去に何度かありました。私が送ったメールが取引先で大問題となり、担当者や上司が五名連なって謝罪に来たこともありました。

私の稚拙な体験談を元にすると、メールで関係が悪化しそうな時には自分の書いた文章を送信前に第三者に読んでもらう、あるいはメールでの返信だけではなく電話か面談にて直接話すことでクッションを設けるという工夫をしたほうが、無駄に事を荒立てずにすみます。私もメールのやり取りがもとで人間関係が断絶したことが何度もあり、中には辞職のきっかけになったケースもあります。気持ちが一旦離れると自分でも信じられないくらい修復が難しくなり、あとはサラッとその人のことを忘れてしまうという怖さを知りました。これはただでさえ低い自尊心をそれ以上傷つけないための防衛策のようですが、それに向かい合う勇気を得るのは最初の衝動を抑えるより遥かに難しいことであるということを悟りました。

就職面接に落ちない理由

どちらかと言えば、これまで仕事運には恵まれてきたように思います。

最初の就職は、二〇〇〇年でした。この後何度かの転職を繰り返し、ある企業の米国子会社代表として再渡米したのが二〇〇四年。その一年前にはすでに米国法人を設立し現地代表になっていたので、わずか四年弱で平社員から上り詰めたことになります。日本で同じ会社にずっといても、そうはならなかったでしょう。もちろん会社には会社の都合やルールがあるので、それを非難するつもりはありません。ただ、私は自身の多動性と上昇志向故に日本のキャリアの昇進ペースに合わせることに困難と不安を感じていました。できればさっさとキャリアアップして、またアメリカに戻りたいという思いが強かったからです。

願ってもないキャリア転機が訪れたのは二〇〇二年のこと。最初に勤めた会社の元上司が、何人かの仲間と独立して会社を立ち上げたのです。海外展開も目指しており、「欧米事業の立ち上げの責任者をして欲しい」というオファーを頂きました。そのおかげで一気にステップアップし、事業部長、そして米国法人の代表という肩書を得ることができたのです。その後米国で独立して事業を始め、その事業の継続が困難になった際、相談に行った知人の社長から子会社を任されることになりました。親会社が東証マザーズに上場したばかりの頃で、今では東証一部銘柄の優良企業です。

私は仕事運には非常に恵まれていると述べましたが、ささやかな自慢があります。それは、最初の仕事に就いて以来、職探しにおいて「第一志望」の就職面接に落ちたことがないことです（第一志望以外の面接では二度ほど、スペックが職に対して高すぎる「オーバー・クオリファイ」で落とされたことはあります）。

独立以前、面接の際は自己のスキルと相手に対して何が提供できるかを具体的に説明するようにしていました。独立後も、ウォルト・ディズニーや世界銀行などで一名採用の高倍率の面接を勝ち抜きました。自分で事業を行い経営の観点を理解したことにより、雇用者側の観点から自分がどう貢献できるかを数字を交えて説明できるようになったこと。与えられたポジションで自分がどういうステップを踏み、どんなリソースを活用してどれくらいの期間と予算で課題を解決するかという「ストーリー」を明瞭に描写できるようになったこと。これらが面接官から高評価を受けた理由のようです。

最近では二十代の若者のキャリア相談に乗ることもたまにあります。「どうやってチャンスを摑んだのか」と尋ねられます。そういう時は、「とにかく目の前の仕事を一つずつ真面目にこなしていくしかない」と答えています。ありきたりの回答ですが、それは真理だと思います。

しかし、今になって振り返ると、実は私のキャリア形成が発達障害とも関連性があると実感することしきりなのです。

「愛されキャラ」として認知されていた?

発達障害の人には、自尊心が低い傾向があることは前に述べたと思います。これと関連して、ADHDを抱える人の多くは特定の分野で才能に恵まれ、コミュニケーションにも長《た》けているのに、普通の人が簡単にできることがこなせない、という共通点があります。また、その明け透けな性格と才能、そして意外な弱点ゆえに周囲の人から「憎めない人物」と思われ、いわゆる「愛されキャラ」と映ることがあるように思うのです。結構な迷惑をかけられているが、悪意がないことは分かるので周囲もついつい助けてしまう。そういう要素が少なからずあるのでしょう。

私の場合は、育った環境からも大きく影響を受けました。学生時代を過ごした地元は大阪府の中でも有数のガラの悪い街、特に少年の非行が多いことで有名でした。知能でもお金でもなく腕力がものをいう世界であり、先輩には絶対服従。特に中学校は今でもネット上の某巨大掲示板で語り継がれるくらいの有名校です。私立受験に失敗して母校に通わなければならなくなった時には正直、嫌で嫌でたまりませんでした。

実際に、些細な言動で先輩の機嫌を損ねて目の前でボコボコにされた同級生などを多く見てきたのです。あまり思い出したくもない例を一つだけ挙げます。部活でバレーボールをしていた小学五年生の頃、円陣を組んでトスの練習をしていた時のことです。緊張からの私のミスで連続記録が途切れてしまい、一つ上の先輩から「帰れ」と野次られてしまいました。それを聞いた級友が思わず冗談で「じゃ帰ろうか」といって背を向けようとした瞬間、下級生から最も恐れられていたある先輩が彼に跳びかかり、顧問の先生を含む皆の眼前で彼の顔に強烈な回し蹴りを食らわしたのです。当然級友は大泣き、先生は怒りましたが、先生からも恐れられていたような先輩だったので、それ以上は何もできませんでした。

ただ、悪いことばかりでもなかったようです。そのような環境で、いわば体育会系的な「縦のライン」に対する忠誠を学んだことが、後々本人の及び知らないところで功を奏していたことに気づいたのは三十代になってからでした。他人の目を人一倍気にするＡＤＨＤの特性から、目上の人と仲良くする術、揉めない術を学び取っていたようで、これは知人からヘッドハントされる機会や、大事な知己をご紹介頂くことにも繋がっていきました。

一人暮らしすることの困難

仕事の面では恵まれていたものの、発達障害を抱える社会人として多くの難しさも経験しました。執筆のために過去を振り返ると自身のあまりの未熟さと不出来さに、思い出すのも恥ずかしいことがあまりに多くあります。

今でも苦々しく思い出すことの一つに、人生で初めて体験した東京での一人暮らしがあります。ある会社の仕事で米国に赴任する予定だったものの妻が妊娠、それが双子だと判明したため大事を取って家族と海外に引っ越しするのを出産後とすることにしました。これにより二〇〇三年から一年弱の間、米国時間での業務応対をするためもあり、本社のある東京で単身赴任生活をすることになりました。

幼少期には、自炊どころか洗濯もしたことがありません。アウェイの地での慣れない一人暮らし。アメリカでもずっとホームステイをしていたので、人目のないところで自己管理をするのがどれほど難しいかを思い知らされました。この頃は自堕落極まりない生活をしていて、いっそ永久に封印したいくらいです。

双子の出産が近くなった妊娠後期は、動きにくくなった妻を少しでも助けるために毎週大阪に戻っていましたが、初期は隔週で戻るようにしていました。週末に一人でいるのはなんとも寂しいものです。家でじっとしていると眠気が襲ってくるので何かしないといけないのですが、もともとが極度の寂しがり屋なので孤独が苦手なのです。人間関係依存を疑う程です。

幸か不幸か仕事でオンラインゲームに関わりをもったことから、ストーリー形式で同僚らとチームを組んで遊ぶRPGにのめり込みました。この頃は仕事が終わると毎晩十時くらいから夜中の二時くらいまでプレイするのが日課になっていました。もともとゲームが大好きな少年だったので一気に昔に逆戻り。酷《ひど》い時は、ろくに食事も摂らずに週末をまるまるゲームに費やすようになりました。

同じく単身赴任していた上司に連れ出されることも多くなりました。東京の夜の世界は、それまでアメリカで真面目な学生をしてきた私にとって、華やかで刺激的な世界でした。少しずつ増えた知り合いと夜にでかけることも多くなりました。私は留学生の頃は一切お酒を飲んでいませんでしたが、上司はお酒が強く、一晩に四軒から五軒もハシゴ酒をして、遅いと朝五時に帰宅というような生活でも苦にならない人でした。

仕事をして、外食して、夜の街に繰り出して、帰宅してからゲームをして、そのままプレイ中に寝落ちすることが日課になっていきます。ちなみに一緒にプレイしていた同僚たちはそのまま帰宅していたので、心身ともに余裕のある時間配分だったようですが、私は相変わらず自分を多忙の極致に追い込んでいました。あの頃は妻としばしば言い争いを起こしたので、精神的に不安定だったのではないかと思います。

性欲が人一倍強い？

もう一つ困ったのが性欲と性的好奇心の問題でした。多くの専門家が成人ＡＤＨＤと性欲の問題について言及していますが、私にも思い当たる節がたくさんあります。

東京に単身赴任していた二〇〇二年から二〇〇三年は、長女が生まれてから双子が生まれるまでの時期にあたります。女性が妊娠と出産に伴うホルモンバランスの変化や不安によるストレスなどで精神状態が不安定になるのはよくあることで、夫婦間での精神的なすれ違いが大きくなってきていました。

学生時代には勉強で忙しく、余裕も興味も無かったのですが、増大していくインターネット上のアダルトコンテンツの誘惑に悩まされたのがこの時期でした。ちょうどネットが従量制からつなぎ放題になっていった時期。この頃ファイル共有システムというものが流行しており、四六時中パソコンのハードドライブにコンテンツが蓄積されていきます。無尽蔵に新しいコンテンツが世界中から集められるので、ひたすら好奇心を煽られました。それ以外にも、出会い系や、チャットサイト、話題になったメイド喫茶など新しいサービスがどんどん生まれるので、欲求を抑えるのに苦労しました。

自身の性欲や性的好奇心を抑制できず、異性関係に依存しがちであると識者が指摘する内容をまさに実体験で学べたおかげで、それ以降は極力関わりをもたず距離を置くようにしています。

経営者・起業家には向いている

ＡＤＨＤ人は既存の枠にはめられることを苦手としますので、日本のサラリーマンにはあまり向いていません。アメリカでは個性に対する理解もあるので、スキルや才能さえあれば、労働環境についても柔軟に対応してもらえる場合があります。たとえばＩＴ関連の職場では立ったまま仕事をするデスクをよく見かけます。しかし、日本の職場は平机が多く、社長ですら個室を設けていないことも多いので、奇異な言動をしているとすぐに目立ってしまいます。時間厳守な日本の風潮も、遅刻体質のＡＤＨＤ人には厳しいものがあります。

ですから、ＡＤＨＤ気質が強い方は、典型的なオフィスワーカーとは違う仕事を選ぶのが得策かも知れません。事情はいろいろあったにせよ、結果的には私もその道を選び、代表職として赴任した事業が一区切りした後の二〇〇五年に職を離れ、人生で初めてコンサルタントとして独立しました。起業家として私が体験した最大の困難はこの二〇〇五年と、リーマン・ショックが世界を震撼させた二〇〇七〜八年、世界銀行を退職した直後の二〇一三年の三回ですが、最初の二回は特に大変な時期で、否が応でも成長せざるを得ませんでした。

社会人としての最初のキャリアは製造業界で積んだのですが、在庫を抱えるビジネスの難しさを知るにつけ、在庫要らずのサービス業に従事したいと考えるにいたりました。ですが、独立してみると、この道もまさに茨の道。自由を手にするということは、その分多くの責任が自分にのしかかってくるということを思い知りました。独立前後は経済的な問題に加え、米国滞在に必要なビザの問題、家計を巡る夫婦間でのいざこざなど三重苦を抱えた状態だったにもかかわらず、まったく新しい業界に飛び込んだのですから、これも衝動性のなせる業以外の何物でもありません。

フリーのコンサルタントというのは通常、大手のコンサルティング・ファームを何年か経験した者とか、ＭＢＡ（経営学修士）を取ってきた者などが就く仕事ですが、私はそのどちらでもありません。しかし、自分の知見を活かせる仕事はそれしか思いつかなかったのです。それから十年以上経った今では経験もつきましたし、有名なクライアント実績も出来ましたが、起業当初は誇れる実績もほとんどなかったので顧客獲得に苦労しましたし、フィー（料金）も高く設定する自信がありませんでした。

アポの入れすぎで収拾がつかなくなる

その後、自分の事業とは別に某ＩＴ企業で雇われ社長を経験することになったのが二〇〇六年で、多い時には十五名ほどのスタッフを抱えていました。リーマン・ショックの時期に、その会社も大きな転換期を迎えます。この頃事業の中心であった大規模オンラインゲームの翻訳事業がプロジェクトの終息によって消失し、継続のためには事業をまったく別の方向に舵取りすることを余儀なくされたのです。得意な事業開発系のコンサルティング業を新事業の柱に据えることにしました。

この頃はまさに日々パニックの連続でした。プロジェクトが終わることは一年以上前から分かっていたにもかかわらず、事前に適切な手を打たず、折しも世界中が大不況で揺らいでいる中で事業転換に乗り出したからです。

この頃は、日本に年六、七回は出張していました。時には二泊四日で、短い期間にたくさんのアポをこなすのに躍起になっていました。しかし、まさに貧すれば鈍するです。余裕がない中でたくさんの人と会っても、結果的には足元を見られるような事態に陥るだけで、事態が好転しないのです。

逆の立場から考えても、わざわざアメリカから来ているのに一時間のアポを次から次へとこなしているような相手には、よい印象を抱けないでしょう。本来は、大変な時期だからこそ、事業パートナーやクライアントを厳選して、長期的な取引のできる相手をじっくり時間をかけて探すべきだったと思います。しかし、この時期の私はまったくその逆で、いつも慌てふためいていました。加えて持ち前の方向音痴が原因でアポに頻繁に遅刻したり、時間を勘違いするなど初歩的なミスも繰り返す始末です。一日六件のアポと会食の中で、どれ一つとして約束の時間に間に合わなかったという苦い記憶もあります。しかも突発的に人に誘われるとさらに予定を詰め込んでしまい、収拾がつかない事態に発展することもしばしばありました。

親しい知人が大変そうならご飯をご馳走したり、多少時間を割いたりすることはあるかも知れません。しかし、それを理由にビジネス・パートナーに選ぶことはしないと思います。相手に余裕がなさそうならなおのことです。

そんなわけで、日本出張を繰り返しても経費がかさむばかりでさっぱり成果は上がりませんでした。そんな私を見ていた部下たちはどういう思いだったでしょうか。資金繰りや営業に奔走する中で、オフィスで働く彼らとはまともな会話をする機会もどんどん減っていきました。「心ここにあらず」という状況が続いていたのを見抜かれていたと思います。当然、部下との人間関係にも大きな影響をきたしていました。

これ以外にも自分の首を絞めた案件がありました。それは中国への投資事業です。初渡米時代からの恩人の依頼で、中国市場を対象にした途方も無い規模のコンサルティング案件に首を突っ込んでしまいました。人口増加と急激なIT化で躍進目覚ましかった中国の通信市場に関するプロジェクトで、中国共産党のそれなりの地位にある方々と合同で会社を立ち上げて、そこに出資してくれるスポンサーを探すというものでした。それまでに貿易の仕事で中国との関わりもあり、良くも悪くも現地の事情を把握していた私には大きなリスクが垣間見えてはいたものの、お世話になった恩人からの話であったため、自身の再起もかけて一年ほどがむしゃらに進めてしまいました。

ですが、結局そのプロジェクトは大失敗に終わり、私自身も多くの負債を抱えて撤退を余儀なくされます。具体的な金額は差し控えますが、年収の十倍にもあたるような金額となりました。雇っていた従業員の給与も遅配する始末。本当に情けなくて不甲斐ない自身が腹立たしく、深夜のオフィスで幾度も涙を流したり自分自身を叱責したのを覚えています。ただ、この時の様々なお金のやり取りを通じて、周囲からの信頼と支援がどれほど自分にとって有り難いものかを痛感したことは、後の宝となりました。人脈はまさに金脈。この時のご恩返しをすべき相手はたくさんいますが、皆さんに心より感謝しています。

結局、事業は大幅に縮小し、従業員もすべて解雇。家族にも従業員にも大きなダメージを与えてしまい、自身も大きく心にしこりを残した後、二〇〇九年頃からは生活のためにフリーランスとして活動することになります。

経営者としての甘さ

この時は時勢の問題もあり、これまでのようなコンサルタントではなく、一旦プロのブロガーとして活動することを思いつきましたが、実はこれが私の人生を大きく転換させることになったのです。詳しくは第四章で述べますが、窮地にあって自身の得手不得手、アメリカにいる地の利などを徹底的に分析して、自分に何ができるかを考えた果てに行き着いたのが「ブログを書く」ということでした。最初は私も不安だらけでしたが、それが大きな転機となり劇的に転換していくこととなりました。今では執筆することは天職なのだと思えるようになりました。

経営者としての困難とフリーランスの困難は、似たような問題も多いですが、いくつか際立った違いがあったように思います。

最初に起業した時は、アメリカ人の友人をパートナーに選びました。彼とは家族ぐるみの付き合いで仲も良かったのですが、いくつか私に対する重要な隠し事や嘘があったことが後に発覚し、それが誤算となり、事業はうまくいきませんでした。もっともアメリカで新たに始める事業の大半は最初の一年を乗り越えることができないので、起業はそもそも難しいものという前提があります。この時は主にアメリカ進出を狙う日系企業や独立をしたい現地の日本人を対象とした起業支援のビジネスを思いつきました。フロントエンドのサービスとして、誰もが必要とする「法人登記」代行と会社設立に関するコンサルティング業務をパッケージ化して販売することを思いつきました。あとは必要に応じて、営業補助や在庫管理、輸出入など過去に培ったスキルを提供していくことで別の契約を取っていくことができます。結果的にはこれが後に大きなチャンスにつながったのですが、ビジネスを進めていく中でパートナーの経歴に問題があったことがわかりました。結果だけを言うと、彼は私がパートナーとして彼に求めていた資質を有しておらず、共同経営者というよりは雇われスタッフに近いスキルしか持ちあわせていませんでした。しかし彼の奥さんも友達であったため、なんとか彼の生活を支えられるようにとあの手この手でビジネスのネタを探り、しばらくは経営を続けていましたが、私もすでに三人の幼子を抱える身で資本に余裕のある状況ではなかったため、すぐにビジネスは行き詰まりました。

後に別の事業を清算する時にも同じ問題に直面したことから、どうも私は経営に関して公私混同をしがちなようです。共同経営者や従業員の生活を考え過ぎるあまりに身の丈を超えた無理をしてしまい、結果的に誰も得をしない、という事態に何度も陥りました。自分のことを優先に考えたら、まずは事業の助けにならない従業員を解雇し、身軽になってから先のことを考えればいいのに、どうしても抱えている人材を中心に何か事業ができないかと苦心惨憺してしまうのです。要は私に、その力量や余裕がないということです。

私には決断力が不足していました。見通しも詰めも甘かった。今では自己に対する慢心が、このような失敗を招いたと反省しています。過去に何人も面接・採用をしたことがありますが、失敗するのはたいてい、なんらかのコネを通じて採用した場合です。通常の公募からのプロセスではほぼすべて成功していますので、違いは明らかです。経営者は身の丈を知って、事業を最優先しなければ務まりません。

フリーランスはADHDに向いている

フリーランスの場合はどうでしょうか。

アメリカの雇用市場は日本と比べて流動性が高く、即戦力のフリーランスを必要に応じて雇うことは一般的で、条件もIT系の技術職であれば年収一千万円以上の仕事もざらにあります。契約期間は半年から一年と短めで、福利厚生なども正規雇用に比べれば薄い分、待遇が良くなっています。場合によっては一年の契約が切れた後で失業保険を申請することもできます。私自身、先の翻訳事業を終えた後に、従業員に対するしがらみを抱えないフリーランスの立場を何年か経験しました。世界銀行やウォルト・ディズニーという国際的な組織で働いたのもこの立場です。

フリーランスというのはそもそも「傭兵」のことを指す単語で、まさに即戦力として前線で働ける人材ということ。幸い、この点でそれなりの地位で仕事を得られるような経験とスキルを身につけてくることができたようですので、最近では仕事を得ることには昔ほど困らなくなりました。幸か不幸か、日本ではまだまだ英語をグローバルなビジネス環境で使用できる人材というのは人口や需要に比して少なく、英語力は未だに私のコアスキルとして評価されます。

会社勤めに比べると自由度の高いフリーランスはＡＤＨＤ向きの勤務形態といえますが、それでも注意すべき点はたくさんあります。例えば在宅翻訳者のような仕事をするとなると、営業、キャッシュフローや納期の管理を全部自分でこなす必要があります。事業経営者と違う点は、自分以外に働く人がいないので、お金になる当月の仕事をこなしながら、翌月以降の案件を取るために営業する必要があることです。ＡＤＨＤ人はバランスを取るのが苦手なので、ともすれば目の前の仕事か、先の案件獲得かのどちらかに偏ってしまいがち。いずれの場合も自転車操業に陥りかねませんので要注意です。

仕事が安定するまでは、できるだけプロジェクト数を少なくして単価をあげていくこと、リピートがくるように懇切丁寧に対応することが肝心です。仕事も自分から取りにいくというよりは、オンライン・マーケティングやクライアントからの紹介を利用してできるだけ労力をかけず、潜在顧客と知り合えるような戦略を取ることが有効だと思います。

独立当初というのは右往左往しているうちに、あっという間に資金が枯渇してしまいます。できれば金銭的に余力がある状態でスタートして、数ヶ月実入りがなくても困らないようにするのがベストなのですが、健常者ですらそううまく進められないので、ADHD特有の気質をもっている者がそれに備えるのは容易ではありません。持ち前の衝動性は思い切りよく事業を開始することには向いていますが、悪く言えば行き当たりばったりになってしまう危険性を強く秘めています。

しかし、上司や同僚との対人関係、通勤を巡るストレスといった苦手な問題はなくなります。独立する時に大事なのは、自分のサービスのバリューを高めてリピート率とサービス単価をあげていくことですので、特に定まったスキルを持っていない新卒の時点でいきなり挑戦することはあまりお勧めできません。自分が抱えている問題を客観視するためにも、一度は普通の会社勤めを経験する方がいいのではないでしょうか。

私自身の気質を考えれば、専業での独立を貫きたいところですが、四十歳を超えてくると、大規模な資本力をもつ会社での相応のポジションの適材となることもあり、やりがいのある仕事なら雇われでも構わないと思うようになりました。今では独立しても生活していけるだけの仕事をそれなりに回すことはできるのですが、従業員を多数抱え大きな事業を回していくレベルの経営者までには至りません。その力量不足も、最近では素直に認められるようになりました。

本書の冒頭に述べた現職は、本社役員を務めている知己からのヘッドハントによるものだったのですが、経験上自分のことをよく知っている方からお誘い頂いた仕事とは相性が特によく、期待に応えようと頑張るので相乗効果も高くなるようです。起業か雇われかで迷うのではなく、自分がやりたい仕事かどうか、対価に見合う価値を出せるか、作業環境はどうかというところで考えるようにしています。現在は雇われサラリーマンとはいえ、リモート勤務で私専用の小さな部屋で仕事をしているので周囲の目やペースに煩わされることなく作業を進めることができます。仮眠も取れるソファベッドや将棋盤、運動器具なども置いてあり、集中力が切れたらすぐに外に出て散歩もできます。

第四章　克服までの道のり

障害から逃げずに向き合う

ＡＤＨＤは障害であり、病気とは違い完治はしないとドクターに伝えられたと第一章で書きました。しかし、それから八年経ち、今では対処方法を学べば克服していくことができると信じるに至りました。そのためには、自己を客観的に分析し、問題が自分の想像以上に深刻だということを理解する必要がありました。そうして初めて課題を抱える自分自身と向き合い、先に進む力を得ることができたのです。「失敗は成功のもと」というように、負けや失敗を認めることが再出発のきっかけになるのです。

三十四歳にして会社の社長であり父でありながら、ＡＤＨＤという障害のレッテルを貼られた私は、不思議なくらい冷静にその事実を受け入れ、前向きに対処しようとしていました。宣告を受けた当初は「発達障害者」というレッテルに落ち込まなかったといえば嘘になります。しかし、それより大きかったのは、そんなハンデキャップと向き合う自信と覚悟が身についたことです。また専門家の意見を聞いたことで、その後、第三者に相談し助言や指導に耳を傾けることができるようになりました。いつも自分のことに忙しかった私の耳は、長いこと閉ざされていたようです。

ＡＤＨＤと前向きに闘うことを決意してからというもの、私の人生はダイナミックな変化を遂げました。家族ときっちり向き合い、自分の弱さを認め、サポートを素直に求めることができるようになりました。過去に体験した様々な挫折や失敗、苦汁を嘗《な》めたトラウマなどと決別できました。

自閉症はもちろんのこと、高機能の自閉症と比較してさえ、自閉症スペクトラムの中でも軽度のＡＤＨＤやアスペルガー症候群を克服することは、体験上それほど難しくありません。周囲にそれと悟られない程度に振る舞うことはできます。何より、治療の成果ははっきり実感できるものです。

薬物療法への挑戦

私の場合、この点で大きな希望を与えてくれたのは薬物療法の存在でした。

もしも自分を悩ませる気質が脳機能に関係するもので、それを確実に矯正してくれる薬があるなら……。医師の診断を受ける前に何度もそのことを考えました。ここでは私の薬物療法の体験談を少し紹介します。

まずセラピー（カウンセリング）と薬物療法はセットで受ける必要があります。このため、通常薬物は三十日分しか処方されません。

いわゆるＡＤＨＤに「効く」薬には何種類かあります。有名なのは塩酸メチルフェニデート（リタリンなど）、アデロール系、そしてコンサータです。

ドクターに薦められた薬は、新薬のヴァイヴァンス（Vyvance、ビバンセ）という薬でした。この薬の良いところは効果が長持ちすること。一般的によく知られているリタリンが四～六時間しかもたないのに対して、こちらは十時間持続する、というのがドクターの説明でした。つまり、通常の就業時間なら一回の服用でカバーできるわけで、私のように物忘れがひどい人間にはうってつけです。

薬は飲んですぐに効くという感じではなく、じわじわ効いてきます。気づいたら集中力がアップしているという感じ。薬が効いている間は気分が落ち着いて、タスクを優先度に応じて順番に整理しながら処理することができます。いくら他のことをやりたいという衝動が表れてもそれをぐっとこらえて、今なすべき作業に集中できるのですから本当に不思議です。

症状の重さには個人差があるので、二週間ぐらいで異なる分量を試して、自分に最適な処方量を決めていきます。最初は軽め、徐々に強くしていって、副作用などを感じ始めたり気分が悪くなったりしたら減らすという感じです。副作用といっても、私が経験したのはドライマウスが主でした。口の中が乾くくらいで強い不快感があるというものではありません（当然ながら、副作用も個人差があります）。

定期的にカウンセリングを受けなければ薬が処方されない理由について訝しむ方もいるかも知れません。それが恒常的に効くものであれば、特に診察なしでも継続して飲み続けられるようになっていてもよさそうなものですが、あいにくそうは簡単にいかないのです。一つの理由として、不安を心に抱えている場合、カウンセリングによってそれが取り除かれないと、薬の副作用で悪化してしまうことがあるからです。

実際、私も経済的な不安を抱えていた時に、そのような体験をしたことがあります。ドクターに悩みをきっちり打ち明けられず、不安を抱えたまま薬を処方されたのですが、その状態で薬を飲むと悪夢や発汗などの症状があり、とにかく心が落ち着きませんでした。不安が増大する、そういう表現がぴったりくる状況でした。学生時代に学内カウンセラーにより薬を処方されたものの、カウンセリングをないがしろにした結果、私と同じような体験をして薬嫌いになったアメリカ人の話を何度か聞いたこともあります。

ですから、金儲けのために不要な薬を売り続けるという薬物業界の陰謀説には納得できません。万一、適切なカウンセリングを受けずに薬物を飲み続けたら、ドラッグでいうところの「バッドトリップ」のような経験をする方が多くなるのではないかと思います。本当に金儲けだけのためならば、カウンセリングを必要としない方がいいはずです。定期的に適切なカウンセリングを通じて心の中にあるもやもやや不安を吐き出すことで、心が解放された気分になり、薬が効果を発揮します。

私個人の場合、薬物療法によって人生、そして家族とのつきあい方は劇的に変わり、それは妻も認めるところとなりました。

薬物グランドスラム達成⁉

後に会社で加入していた保険会社を切り替えた際に、新会社の方針で一度アデロール系とコンサータ系の両方を試したことがあります。

ヴァイヴァンスでは喉が渇くというくらいの副作用しか経験したことのない私でしたが、リタリンを試した当初は少し違和感がありました。ヴァイヴァンスはカプセルでコーティングされている分、効き目が徐々に現れるのですが、リタリンは即効性があるようでした。つまり、気分がいきなり変わります。

そして、効き目が切れるのも早い。気づいた時には、集中力の欠如を実感できるのです。その次にコンサータ（二十五ミリグラム）を試しました。コンサータも同様に効き目が弱く、すぐに切れてしまいます。

結果的にはドクターに依頼して効果の持続する最初の薬に戻してもらうことになりました。というのも、朝に飲む一錠はいいのですが、忙しい日中に二錠目がなかなか飲めなかったからです。切実な事情をドクターに話したところ、彼が保険会社に交渉してくれて元の薬に戻りました。つまり、それほど客観的にも根拠が認められる話だったということです。もちろん常識で考えると薬を飲むのを忘れるからというのが理由になるとは考えられません。これをみても、物忘れは単なるうっかりや怠け癖とは違う、ＡＤＨＤという障害に特有の症状であることがわかります。

ただ、まずいことに、このころ既に私が経営していた会社は主事業を失い破綻の方向に向かっていました。一回二百ドル（当時のレートで二万円）弱という診察費と薬代を削減するため、ドクターのもとを立ち去らざるを得なくなります。

経済的困難を抱える時こそ、実際には優先度を踏まえた行動を取る必要があるのですが、そのためには高価なカウンセリングと薬が要る。まるで「鶏と卵」のごときジレンマに苦しめられるのは私だけではないはずです。経済的問題で診断を受けられず、薬を処方してもらえない方が多くいるであろうことを考えると胸が痛みます。

日本でも薬物療法を

現在日本ではリタリンをＡＤＨＤ患者に処方することは認められていません。これは向精神薬ということで鬱病患者にも投与されているリタリンの濫用が後を絶たないという事実によるものです。

実際にリタリンの製造販売元の一つであるノバルティス ファーマはリタリンから鬱病の効能効果を取り下げました（睡眠障害であるナルコレプシーに対するリタリンの投与は認められている）。これは製薬会社として極めて異例の対応です。リタリンの主成分が覚醒剤と同じと聞くと驚かれそうですが、薬は別物です。私のようにＡＤＨＤを抱える者は投与では高揚せず、逆にしっとり落ち着いた気分になります。

　早くこの状況が改善されて、薬物療法が必要な患者に薬物が投与されて劇的な人生の変化を体験できるような社会になることを期待していましたが、その望みは部分的には二〇一三年十二月に叶えられました。大人の発達障害に対してコンサータを投与することが認められたのです。コンサータは米国では実に人口の五％が使っているとされます。

　パーソナリティ障害など他の障害との線引きが難しいという問題や、薬物依存の恐れなどを指摘する向きもあります。しかし、発達障害に対して薬物投与を認めないということは、発達障害の中では軽度であり、潜在比率が高いとされているＡＤＨＤの存在を軽視しているに等しいと感じざるを得ません。私が薬を服用していたのは二年弱ほどですが、その効果は劇的でした。問題の原因が脳にあることがよくわかったし、症状が緩和されたらどういう状態になるのかがよくわかったのは大きな収穫でした。

　神経系の薬は強い薬だと思いますので、長期間の服用については副作用や脳への影響を感じないわけではありません。しかし、それを補ってもあまりある、人生に対する影響力がありました。ですので、ＡＤＨＤの症状にお悩みの方には、少なくともしばらくは医師の指示の下での薬物療法を強くお勧めします。変化の違いに気づき、自分でもなんとかコントロールできるという自信がもてたら、あとは個人の判断で別の療法に切り替えてもいいかと思います。

「依存症」の可能性を自覚する

成人ＡＤＨＤの危険性として、他の精神障害との併存や依存症もあります。

米国における調査では、ＡＤＨＤには気分障害（鬱病、躁鬱病など）が38・３％、不安障害（パニック障害、社交不安障害など）が47・１％、物質使用障害（薬物依存、アルコール依存など）が15・２％合併することが報告されています（『大人のＡＤＨＤ――もっとも身近な発達障害』ちくま新書、岩波明著）。

依存症は、人生から貴重な選択肢を奪います。ここで示されている薬物やアルコールへの依存以外にも、パチンコや競馬、麻雀といったギャンブルへの依存者も相当数いそうです。私の両親の離婚は、主に父のギャンブル癖による借金問題が原因だったと聞いています。幼い頃のことなので、ほとんど父と暮らしていた記憶はないのですが、父母が喧嘩しているのを見た記憶は残っています。

私自身も、ギャンブル好きだった父に似て、射幸性が強いものを一度やり始めると止まらないと知っているので、ゲームはともかく金銭的リスクが大きいギャンブルについては極力遠ざけるようにしています。幸い米国では賭博規制が厳しいため、そうそう街中で誘惑に晒されることはありません。例外は仕事でよく訪れるラスベガス。ルーレットで初めて賭けたチップが当たったのがきっかけで、今でも強い誘惑に駆られます。

しかしカジノは胴元が勝つためのもの。熱くなったり、長時間遊んで集中力を欠いたりすると、それまでいくら勝っていてもあっという間に負けてしまいます。長時間遊んで最後にそれまでの勝ち分を擦ってしまった時のあの虚しさは、何とも形容し難いものがあります。日本には全国至る所にパチンコ屋があるほか、競馬に競輪、競艇など、機会がいくらでもあるので誘惑から身を遠ざけるには強い精神力が必要になりそうです。

ドラッグやギャンブルよりも身近なアルコールに依存してしまう人も多いようです。『まさか発達障害だったなんて――「困った人」と呼ばれつづけて』（PHP新書、星野仁彦・さかもと未明共著）の中で、漫画家のさかもと未明さんは自身のアルコール中毒体験談を赤裸々に告白しています。

二十四歳で漫画家デビューしたさかもとさんは、二十五歳で離婚してから、一日じゅう漫画を描く生活になって酒量がどんどん増えていったそうで、「三十五、六歳くらいから四十歳を過ぎるまでは家に酒瓶がゴロゴロしている生活」だったそうです。その後アルコール依存専門の医療機関に行って、AA（アルコホーリクス・アノニマス）への参加を薦められるも断わってしまい、状況は悪化の一途。

しかし、そんな彼女も四十歳の時、断酒にいたるきっかけとなる事件に遭遇します。それは、ある人が撮ってくれた自分が酔っ払って暴れている写真を見たこと。そこに写っている自分の顔つきと目が、自分がかつて忌み嫌っていた、酔ったときの父親の目つきそっくりだったそうです。「それがなかったらやめられなかったと思う」と述べるさかもとさんの気持ちには共感できます。

依存症が助長される背景には、世の中にこういう人たちをターゲットにしたビジネスがあるから、というと問題発言とされてしまうでしょうか。「依存症」の人たちをターゲットにしたビジネスについては『依存症ビジネス――「廃人」製造社会の真実』（デイミアン・トンプソン著、ダイヤモンド社）に詳しく述べられていますが、この本の著者も自身がアルコール中毒の経歴があり、蒐集癖があるそうです。

自己節制が足りないといわれればそれまでですが、やめたくてもやめられない性格をカモにされるというのは、当事者からするとたまったものではありません。私も、定年を迎えたのにまだパチンコや麻雀をやめられない父にかける言葉が見つかりません。

依存に関しては「君子危うきに近寄らず」よりも適切な助言を私は考えられません。一度スイッチが入るとどうしようもなくなるので、できるだけそうならないように、入り口から遠ざかるのが最善策だと思います。

「一九八五年の阪神タイガース」のような人生を

薬物をひと通り試した時期を経て、もう何年も薬物を摂取していません。やめた当初の理由は主に経済的なものですが、目に見えない脳への副作用も気になりました。最近でもストレスなどで時折悪化して症状に苦しめられることがありますが、なんとかコントロールできる術を身につけてきました。

鬱を併発しやすいこともあり、環境や第三者から否定されて元気を失くしてしまった時にはまったく何もやる気がしなくなります。敢えてそういう時には自分をプッシュしたり、ダメな人間だと卑下や悲観したりするのではなく、気分転換や休憩の時間を取りながら、じわじわとやる気が盛り上がってくるのを待つのが最善策です。元気な友達や仲間、家族から良質な刺激を受けるのも効果的ですし、好きな音楽を聴いてみるのも効果的です。

とにかく、「何をやっても効果的でないという状態がある」とだけ知っていれば、そんなに苦しまされることもありません。いざとなれば持ち前の集中力できっとやり遂げることができるのですから焦ることはありません。関西的な例えですが、十失点しても十一点得点して勝つ一九八五年の阪神タイガースのような人生でもいいではないですか。無駄を無意味と考えず充電時期だと思えばいいのです。

ここで私が実践して効果の挙がっている克服方法のいくつかをご紹介します。

散歩と掃除を通じた「活動的」瞑想

じっと座して行う瞑想を得意とするＡＤＨＤ人は皆無だと思います。ですが、健常者が瞑想を通じて達するような脳波の状態に我々が辿りつけないということは決してありません。ちょっとした工夫が必要なだけです。

身体を動かすことが大好きだという気質を活用して、脳の改善を図る最適の方法は散歩です。全身運動により脳が刺激され、様々なアイデアが浮かびます。散歩のいいところは太陽光線を浴びられること。自律神経を活発にし、セロトニンの分泌も促進され、運動不足の解消にもつながります。仕事の合間でも集中できなくなってきたと思えば、無理して机にしがみついたりせず外に出て散歩するようにしています。考え事も歩きながらの方が効率的な時があります。

人を車に例えると、通常はエンジンを止めた状態が瞑想なのですが、ＡＤＨＤ人にとってはエンジンがかかっていて停止している「アイドリング」状態が落ち着いた状態のようです。風景やすれ違う人から受ける刺激が常に存在する環境のほうが、静かな環境より安らぐようです。特定の人々はある程度周囲に騒音がある状態のほうが集中しやすいという研究結果も報告されており、関連がありそうです。

座禅よりは身体を動かすヨガのほうが向いています。瞑想を通じて室内で意識の沈静化を図りたいと考える場合は、周囲の音楽をクラシックのような普通のリラクゼーションＢＧＭではなく、不規則に音域差のある刺激音が鳴るような音楽のほうが効果的だと思います。これらはトランス瞑想ＢＧＭという名前でユーチューブ（YouTube）などでも紹介されています。

散歩や瞑想以外に私が個人的にお薦めするのは掃除です。なにより作業後すぐに綺麗になるという効果を実感できます。綺麗になった部屋や庭を見るのは清々しいもの。急がば回れといいますが、ADHDには身体を動かすことで気持ちを落ち着かせて、集中力を高めるという対策が常に有効のようです。

締め切りに追われているのに執筆意欲が湧かない。そんな時には気分が乗ってくるまで気分転換を繰り返すようにしています。そのうち残り時間から焦りのほうが強くなり、そのプレッシャーからも作業をすることができるようになります。一度集中できれば一気に進むので、無駄を恐れる必要はありません。むしろ、集中できていないのにじっと机の前に座っているのは、眠くなるだけなので逆効果です。

余談ですが、私の場合は持ち物が調子のバロメーターとなります。調子のいい時は鞄の中身が見事に整頓されています。一方、自分自身をうまくコントロールできずアウトプットも出せていない時は、カバンや財布の中がレシートやらチラシやらで乱雑なのです。掃除に合わせて整理をすること、つまり不要なものを捨てることが大事だと気づいてからは、それを極力実践しています。また、失くし物については、「物は失くなる」という前提を持つようにして気が楽になりました。失くしやすいのは、カバンからカバンに移し替える時が多いので、それをしなくていいように、例えば名刺入れやヘッドフォン、ペンの類は複数準備して、それぞれのカバンの中に入れておきます。こうすることによって、不測の事態を少しでも回避することができます。

不思議なもので、整理の習慣がつくと自然と整頓の習慣もついてきます。必要最小限のものしかないので、整頓するのも簡単だからです。最近は少しでも時間ができると、財布やカバンの中身を整理するのが習慣になりました。いつも決まったところに同じ物を入れるようにしているので、失くなったらすぐに気づきます。一般人なら一日一回で済むところを十回やろうが、それで失くし物を減らせるのであればよいのです。

モノに愛着をもつ

また、財布やカバンといった日常的に使う持ち物は、気に入ったものを満足いくまで探して買うと深い愛着が湧いていいようです。高いものである必要はありませんが、手間と時間、そしてお金をかけたものを大事にできる習慣が少しずつ身につくはずです。

今スマホが失くなると、誰でもすぐに気づくと思います。それほど生活の中で必要なもので、一日に何度もチェックするからです。昔から一部の収集癖を除いてはあまり物欲がなく、服装や持ち物に無頓着だったのですが、最近は考えを改めました。どうでもいいものを持っているから失くしてもすぐに気づかないのではないか、と。

アメリカでもベストセラーになった『人生がときめく片づけの魔法』（サンマーク出版、近藤麻理恵著）にも通じるかも知れませんが、愛着のあるものを持つことは自分の中に不足しがちな自尊心を補う効果もあります。靴や時計、カバンなど消費財で大のお気に入りがある場合は、極力それを毎日使わないように第二、第三のお気に入りも併用して使うことで紛失やダメージのリスクを減らすことができます。

服や靴など、大好きなものに囲まれて暮らすことで日々の生活の満足度が高まるという感覚を得るようになったのは、つい最近のことです。このあたりは『愛着障害——子ども時代を引きずる人々』（光文社新書）などの著作で知られる精神科医の岡田尊司先生の持論が頷けます。この本では主に人間関係について述べられているのですが、五感に対する敏感さは発達障害に共通するものであり、どうもそれが心の機微に繋がっているようです。

専門家の指示に従う

アメリカにはカウンセリングやコーチングの文化というものが根付いています。これは世間体や体面を重んじる日本では、なかなか浸透していないような気がします。診断を受けた前後の心境の変化として大きなものに、「専門家の指示や指導に従う」というものがあります。指示や指導は、できればマンツーマンのものがベストです。思えば若い頃から我が強かった私は自分の殻に閉じこもりがちで、人の意見に耳を傾ける姿勢が足りなかったように思います。学生時代に時間をかけて取り組んだ受験、スポーツや格闘技においても、思うような成果が残せなかったのはそういうところにも原因があったのではないかと反省することしきりです。精神科医以外にも、ゴルフのレッスンやコーチングなどで、できるだけマンツーマンでプロの教えを請うことの有益さを覚えました。

また、専門家のアドバイスを通じて、「ルーチン」の重要性を学びました。例えばゴルフなら、グリップやアドレス、スタンス、素振りといった一連の所定動作を毎回行うことです。こうした儀礼的な行動がスムーズに心の準備をし、自信を持たせ、行動成果を安定化させるのです。寝る前に翌日の予定を確認する、出勤する前にも荷物の中身や当日の予定を確認する、一日の作業前にはまずタスクリストを確認するなどのルーチンを自分に課すようにしました。物覚えが悪いので、習慣化されるまでは時間がかかりますが、一度習慣化されたら意外にそうしないと気持ち悪くなる感覚があります。

アポを減らす

社会人として生きていく上で、時間とお金の管理が重要であることに異を唱える人はいないと思います。この二つを管理する上でやはり優先順位をつけることが大事になってきます。またタイム・イズ・マネーといいますが、この二つは密接に結びついています。まず時間について言えば、以前の私は時間の使い方が本当に下手でした。

問題は二つありました。一つは過度に予定を詰め込み過ぎること、もう一つは気分で多くの時間を優先度の低いことに割いてしまうことです。日本出張のアポ取りの話は先にも触れた通りですが、例えば複数のアポを一日に詰め込み過ぎるのではなく、優先度の高いアポをじっくりこなせるように、前後に余裕を入れる。今では日本出張でアポが必要な場合は、午前に一つ、午後に二つ、そして会食というようにして、移動の時間も含めて間に最低一時間は空けるようにしています。

この余裕が大事だと思っています。学生の頃からとにかく忙しく予定をこなすことにあくせくしていたのですが、忙しくすることで満足感を得られたことも事実。社会人になったら、単に予定をこなすだけではなく、そのアウトプットや中身に気を配る必要があります。例えば一時間かかると思われるタスクにも、余裕をもって二時間配分してみるなどの工夫をしています。また、急ぎのアポで外出したりすると前後のスケジュールにも作業にも影響がでるので、そういうことはできるだけしないように最近は注意しています。衝動性を抑える工夫です。

クレジットカードはいったん処分

お金に関しては、時間よりもさらにシビアに考えています。クレジットカードを過度に利用するような、先出しの癖があるのを自覚しています。学費や事業失敗による借金を抱えたりして、最近ようやく気付かされたことがあります。それは「借金をする人は貯金がない」ということです。何を当たり前な、と思われるかも知れませんが、それに気づけていなかったのです。逆に考えると、貯金をすることができる習慣をもっている人は借金をしないということです。

私の両親もどちらかというと、宵越しの金はもたない、というようなタイプで、気分が良いとついつい散財してしまう癖があります。経済的なトラブルを抱え、クレジットカードを一旦すべて手放す荒療治をやった時に、初めて現金主義の偉大さを知りました。クレジットカードで買物をするときには気前よく買ってしまうのですが、貯めたお金を使う時はケチになっている自分に気づきました。同じ悩みを抱えるＡＤＨＤの方は多いと思いますが、使いたいところをぐっと我慢して、貯金をした中から買物をする習慣を身につけてみること。そして貯金だけでなく時間が利ざやを稼いでくれるような堅実な投資に回していく習慣性を身につけることで、時間と金運を味方にしていくことを強く推奨したいと思います。悪しき習慣性を直すリハビリのようなものなので、しばらく時間がかかるとは思いますが、その価値は大きなものです。

スマートフォンを活用したＡＤＨＤ攻略法

米国で発達障害関連の書籍を読むと、スマートフォンを活用した対策法が話題になっています。実際に私も日々助けられていますので、私の活用しているものをいくつかご紹介します。

＊スケジュール管理

予定はすべてカレンダーで一元管理し、リマインダーやアラームの設定なども活用。グーグルカレンダーがタスクと予定を一元管理できて便利。ゴミ収集の日など曜日が決まっているものはリピート設定を。予定の管理が苦手であれば、例えば「人と会うための枠」というのを事前に決めておき、その中で決めるようにすると効果的です。先ほどふれたように、最近では出張時の会合は、午前十時、ランチ、午後二時、四時、夜の会食というざっくりした枠を先につくって、それを埋めていくようにしています。

＊タスクリスト（TO DO）

散歩や掃除をしている時など、身体を動かしていると忘れていたタスクを思い出したりします。思いついたタスクはすべて一箇所にまとめています。しかし、これを見る習慣を一緒につけないと、何の意味もありません。そういう点から言えば、こまめにタスクを追加することが、他の未処理タスクの確認にも繋がります。私は少なくとも朝昼晩と一日三回は確認しています。終わったものはチェックしてリストから外すことで、タスクをこなす喜びを感じ、自然に習慣化します。

＊地図・乗り換え

会合の場所は事前に地図アプリで確認。行くまでの時間は乗換案内アプリなどを用いて計算しています。目標時間から逆算して、余裕を持って到着できるように早めに行動するようにします。と言いながら、ADHDには衝動性がつきものですから、いつもうまくいくとは限らないのですが。

＊メール

意思の疎通はこまめにメールで。溜まってしまう前に、移動中などの時間を活用して短くてもいいので返事をしています。気の進まないメールには、電話で対応するか人づてに返事するなど何らかの対処をし、放置することは極力避けています。

＊電話帳・名刺管理

名刺の管理なども含め、何かあったらすぐに連絡できるように電話帳に情報をまとめています。スマホのコンタクトやグーグルのコンタクト、名刺管理アプリが便利です。名刺の管理は時間が経つと億劫になるので、極力もらったその日に対応を。

＊ＬＩＮＥやスカイプなどのコミュニケーションアプリ

通信コストの節約、相手の時間をいたずらに浪費させないなどの工夫のために、無料のＶｏＩＰサービスは有効に活用すべきです。相手が不在の場合は、用件を手短に伝えて折り返し連絡を依頼することで相手の負担が軽減し、失念するのを防げます。

＊アラーム機能

目覚ましやアポのリマインドに活用しています。

＊電子ブックとゲームアプリ

ＡＤＨＤに関する書籍やアプリなど、電子コンテンツはいろいろあるのでよくチェックしています。

＊瞑想音楽

クラシックなど静かなものだとすぐ寝てしまうので、水滴や滝の音などの環境音、高音の電子音など適度に刺激のある音が混じったＢＧＭを活用しています。

＊ウィッシュリスト

優先度を常に意識する方法として私はウィッシュリスト（Wish List、欲しい物リスト）を作成しています。とにかく手に入れたいものを上から順番に書き出していくのです。ブランド名や金額なども入れると、より具体的にイメージしやすくなります。一番上に一番欲しいものを置いて順に並べていき、ときどき追加したり並び替えたりしていきます。こまめに確認することで、自身の中の優先度を問いかけ、再確認することができます。手に入ったら一つずつ消していきます。欲しくなくなっても、消します。不思議なもので、こうすると自身の出費が優先度の高いものに自然と集約されていくので、満足度があがります。

ニューロフィードバックという先進的治療法

発達障害治療の先進国であるアメリカでは、薬物療法以外でＡＤＨＤを何とかしようという動きもあります。その中の一つがニューロフィードバックです。これは簡単にいうと、患者の脳波を測定し、それを健常者の脳波に近づけることができるように自力でコントロールすることを支援してくれるゲーム形式のソフトウェアを用いた療法です。

ＡＤＨＤ人の脳ではベータ波とシータ波に特徴があるとされていますが、これらの脳波をうまくコントロールできるように工夫されたゲームがあるというのは驚きです。このゲームは、例えば飛行機を操縦するようなものになっていて、通常のビデオゲーム機のようなコントローラーは用いず、頭部に装着するセンサー型機器で脳波を読み取ってプレイします。順調な時には先に進み、調子が悪くなると飛行機はバランスを失いクラッシュしてしまうのです。この独特の療法、というより訓練で、ＡＤＨＤだけでなくアスペルガー症候群や自閉症、鬱病も症状が改善できるとされています。臨床心理学博士の渡部典子氏によると、治療期間に個人差はあるものの、一週間に一、二回のトレーニングを続けることにより、八〇％の人に顕著な改善が見られるそうです。

脳の仕組みについてはまだまだ理解できていない部分が多く、科学がより進歩していくにつれて、このような技術がたくさん生まれてくると考えると楽しみです。

私に起きた「トランスフォーメーション」

英語にトランスフォーメーション（Transformation）という単語があります。これは日本語でいうと「変身」よりは「覚醒」というのが近いでしょうか。何か別の人間に生まれ変わるということです。ADHDと向き合うことで、私はプライベートだけでなく仕事の上でもまさにトランスフォーメーションを経験しました。

自分の人生が公私ともにうまく機能していないという事実をまず受け入れました。そして、成果が挙がらない理由は全て自分にあると考え、それを変えるための努力をしました。成果が出ないなら、成果・生産性第一としてプロセスを変革すべきです。

その際に、弱点を補強することも確かに大事なのですが、それ以上に大事なのは自分の武器を磨き上げることです。自身の課題に向かいあう一方、自分は何が一番得意なのかを徹底的に考えました。

試行錯誤の末、趣味で始めていたインターネット上の日記である「ブログ」執筆が、自分にとって一番「生産的」であり、価値も生み出せるとの結論に達したのです。理由は、文章作成が速いこと、新しい事象に興味があること、北米の市場動向に注目している日本人読者が多いことなどです。時差の違いも大きく、アマゾンやアップルなどの動向をアメリカ時間で投稿すれば、日本の読者が朝一でネットを調べた時にちょうど出くわすことになります。加えてADHD人の特性として関心の範囲が広いので、ブログのコンテンツも多岐にわたります。こうして自身の座右の銘からタイトルをつけた起業ブログ「意力」（いちから）はいつしか日課になり、「本業」となりました。

ブログでの自己表現は自分に適していました。生来もつ数字へのこだわりが、アクセス数解析やその改善プロセスに功を奏し、アクセスはどんどん伸びていきました。ただ、それがどう収入につなげられるかは当初、皆目見当がつきませんでした。

それでも毎日最低一本、できれば二本くらいのエントリーを投稿するよう自分に課しました。特にアマゾンについては、当時、自分の会社で電子書籍のプロデュースも手がけていたので、詳しく書いていました。

とにかく書き続けた結果、執筆の話やソーシャルメディアのコンサルタントの仕事、あるいはプロのブロガーとしての執筆の仕事などを個人として請負えるようになったのはまさに目から鱗でした。自分に合った働き方の一つの結論がフリーランス。私はソーシャルメディア・プロデューサーという肩書を使って自身の強みをアピールするようになりました。

「鍋やヤカンを売るのには向いていない」

また長所を伸ばすために、仕事は自分が本当に情熱をもって取り組むことができることだけを選別するようにしました。生活が成り立たないほど売上の少ない時には目先の仕事になんでも飛びつきがちですが、対価に見合わないことや不得意なことをすると結果として自分の首を絞めることになりがちです。クライアントの満足度は下がり、自分のモチベーションや自信も低下していきます。「あなたは鍋やヤカンを売るのには向いていない」という知人からの助言が、この点で大変参考になりました。

二〇一〇年にプレスとして参加した、世界最大のソーシャルメディア・コンファレンスである「ブログワールド」もまた、私の人生を変えた大きなイベントです。アメリカではソーシャルメディアが本当に大きな力をもっているのに、日本ではまだその価値が十分に理解されていない。このままではまた、プラットフォームを奪われ米国勢の「囲い込み戦略」に遅れを取ってしまう。そんな危機感を訴えるつもりで、ブログワールドの後に半ば「怒り」の思いで一気に書き上げたブログ・エントリー「日本でソーシャルメディアが立ち上がらない10（＋2）の理由」は、ネット上でちょっとした話題になりました。

それがたまたま、その時期出版界に旋風を巻き起こしていたディスカヴァー・トゥエンティワンの女性社長、干場弓子さんの目に留まることになります。これにより、『ソーシャルメディア革命――「ソーシャル」の波が「マス」を呑み込む日』という私の代表作が二〇一一年一月に刊行されることになりました。出版の時期も、フェイスブックを題材にした映画『ソーシャル・ネットワーク』とほぼおなじタイミング。これは狙っていたことでした。というのも、その前月に出していた処女作は電子出版をテーマにした『電子出版の未来図』（ＰＨＰ新書）という書籍（これもブログ上での連載をまとめたものです）だったのですが、タイミング的には『電子書籍の衝撃』（ディスカヴァー携書、佐々木俊尚著）に遅れを取ってしまい、それほど売れなかったからです。それが原因で千場社長のツイッターをフォローしていたことが、二冊目の本の出版のきっかけになったのですから、本当に人生は何が起こるかわかりません。

その後も私を取り巻く環境は変化し続けます。週間ベースではベストセラーにもなった『ソーシャルメディア革命』は、あいにく二〇一一年三月の東日本大震災の影響で足が止まってしまいましたが、その時に太平洋の反対側からソーシャルメディアを通じて見ることができた光景や人間ドラマを一つの本にまとめたいという思いが募り、震災とソーシャルメディアを題材にした本をその年の六月に上梓しました（『検証　東日本大震災　そのときソーシャルメディアは何を伝えたか?』ディスカヴァー携書）。いろんなことがつながり、二〇一〇年十二月から半年ほどの間に三冊の本を出版することができたのは、稀有なことだったと思います。おかげで新聞にも何度か紹介され、ラジオやテレビにも招かれるようになり、大学やイベントで講演する機会にも恵まれました。同時期に続けていたコンサルティングのプロジェクトで、過去の月収の倍に相当する金額を一日で得たこともあります。

世界銀行のコンサルタントに

やがてソーシャルメディアやバイリンガルという専門スキルを用いて、国連の専門機関でもある世界銀行にコンサルタントとして採用され、四十八年ぶりに東京で開催された世銀とＩＭＦ（国際通貨基金）の年次総会にソーシャルメディア広報担当官として関わることができました。世界銀行本部（米国ワシントン）のソーシャルメディア広報チームと連携して、日本で開催される総会のオンライン・マーケティング戦略を立案するという、非常にやりがいのある仕事でした。

もともと国際機関を志望していた私にとっては理想的な仕事です。まるでアップルの創業者スティーブ・ジョブズがスタンフォード大学の卒業式で行った伝説のスピーチ

「コネクト・ザ・ドッツ（点をつなぐ）」を地で行く体験で、まさに鳥肌の立つ思いでした。「ステイ・フーリッシュ（バカであれ）」ではなく「ステイ・ハイパー（多動であれ）」でも夢は叶ったのです。

二〇一二年十月に無事総会は閉会し、私は思案の末、米国の家族の元に戻るために世界銀行の仕事を退職しました。その後は縁あって、ロサンゼルスに拠点を置くウォルト・ディズニーのグループ企業でデジタル・プロデューサーの仕事に携わり、ディズニーリゾートのウェブサイト改善やオンライン・マーケティング、ローカライズに携わる貴重な機会を得ました。

ビジネスとしてはまだまだですが、学生時代にはまっていた大富豪（大貧民）というトランプゲームに統一ルールを普及させる目的で「日本大富豪連盟」という団体を立ち上げ、過去に三度トーナメントを開催しています。参加者は最大百二十八名、賞金総額五十万円、そして地上波初の大富豪特番の制作という風にトントン拍子に話が進み、支援してくれる仲間も増え続けています。

これらのほぼ全てが、ADHDと診断される以前では、まったく考えられなかったこと。ADHDに「ありがとう」と言いたい気分です。

進化の過程で必要だった特性？

そもそもＡＤＨＤの特性というのは、人類の進化の過程で必要であったものなのでは、というと突飛に聞こえるでしょうか。チームワークを要求される農耕社会より前の狩猟採集社会では、個々人の狩りのスキルに村人たちの生活がかかっていたわけで、あちこちに神経のアンテナを張り巡らせて機敏に行動する人種は大いに活躍できていたのかもしれません。

実際、ニューヨーク州にあるワイル・コーネル医科大学のリチャード・フリードマン教授はこんなことを言っています。

「退屈や決められたやり方を嫌い、常に新しいことや興味を惹かれる方向に向かおうとするＡＤＨＤの気質は、定住型の現代社会には向かないが、狩猟や遊牧を主な営みとしていた原始社会では成功者だったのではないか？」

フリードマン教授とワシントン大学の人類学者ダン・アイゼンバーグ教授によれば、ケニアの一部族を対象に行った研究の結果、ＡＤＨＤと関連付けられるＤＲＤ４－７Ｒというドーパミン受容体遺伝子を持つ男性のほうが、そうでない男性よりも栄養状態が良好であったのに対して、同じ部族でも農耕民の集団では同遺伝子をもつ男性のほうが栄養不良の状態にあるのが発見されたそうです。この部族はアリアール族といって、もともとは遊牧民族だったのが近年、農耕型の定住生活を営み始めたそうです。

またフリードマン教授が抱える患者の中には、広告代理店でデスクワークをしていたときには、じっと座っているのが苦手で集中力が欠如しがちだったものの、ＩＴベンチャーを立ち上げて起業家になってからは、刺激的な毎日で以前抱えていたような悩みから解放されて生活できるようになった男性がいるそうです。

このように適材適所であればＡＤＨＤの人にも活躍できる可能性があるのですから、社会的認知の欠如が原因で彼らに活躍の場が与えられていないようであれば、非常にもったいないことではないでしょうか。

第五章　親として、子として

父のようにはなりたくない

少子化が叫ばれる中、四人の娘の子育てに奮闘する日々です。早いもので長女は今年で高校二年生。その次の双子が中三、そして末娘が小四になりました。自分の加齢を感じる以上に子供の成長が楽しみなのが親心。いいことだけでなく、時に深刻な悩みにぶち当たる時もあり、それはまさに学びのプロセスの連続です。

ＡＤＨＤとの関連は定かではないのですが、長女が七歳だった頃、私の頭をしょっちゅうよぎる嫌な思い出がありました。それは、私の母が私と一歳下の弟を連れて、勤務中の父から逃げるように家を「逃亡」した時の記憶です。これがちょうど私が七歳、小一の夏休みの出来事でした。長女が七歳になってから、どういうわけか、そのことをしきりに回顧しては意識するようになっていました。

「逃亡」からまもなくして両親は離婚。主な原因は父のギャンブルや借金と聞かされていますが、自身も父親となった現在では、事実はそれほど単純なものではなかっただろうと察することができます。人当たりはいい父ですが、その実短気で気性が激しく、衝動的な行動を取ることも多く、それは私にも色濃く受け継がれているようです。一方、母も気立てがよくて真面目ですが、言い出したら聞かない頑固な一面があります。

ＡＤＨＤは一説によると四〇％の確率で親から子供に遺伝するそうです。もちろん私の両親はどちらも診断を受けていませんので、それ以上のコメントはできませんが、性格的にはやはり両方に似ていると思います。

両親の離婚が早かったため、私には幼少期の父との思い出が少なく、父の言動をそれほどよく覚えてはいないのですが、一度父の運転で渋滞した高速道路を走っていたときのことを覚えています。前が詰まっているのに後ろの車がクラクションを何度も鳴らすのにたまりかねた父は、車を停めて抗議しにいったのです。未だに覚えているということは、よほど衝撃的だったのでしょう。日本よりはるかに車社会である米国で半生を過ごしていますが、事故でもないのに高速道路の真ん中で降車してクレームをつける人には、ついぞ出くわしたことがありません。

話を戻すと、どうしてそんな昔の出来事を思い出すようになったのか。今から思うに、家族に逃げられた父のようになりたくない、という恐れがあったようです。離婚する前の両親の夫婦喧嘩も思い出しました。両親が離婚の話し合いをしている最中、父親から「父親か母親のどちらを選ぶか?」と訊かれた時の悲しさは、言葉で形容することはできません。そういう場面を繰り返し思い出してしまうのです。

そうすると、自分たち夫婦の仲はそこまで悪くないのに、いつの間にか、「何とか夏休みが早く終わって欲しい」などと思い始めてしまいます。そう、知らない間に自分自身を父親の姿と重ね合わせ「自分自身が離婚する」ことを恐れ始めていたのです。父としての年数の「記録を更新」しようと躍起になっていたのでした。

離婚時の父親と同じような年になり、実際に父親という立場に立ってみると、自分の存在が本当に幼稚であることに気づきます。妻からもいろんな問題を指摘されます。当時の父も同様の不安を抱えていたのは想像に難くありません。

また、父親のような失敗をしないようにと考えれば考えるほど、意識しすぎて似てしまうという現象にも気づきました。本当に必要なのは、「どうしたら(自分の)父親のような父親にならないでいられるか」ではなくて、「自分の望む父親像というのは何なのか」ということを白紙の状態から考えることでした。私は心のどこかで、私たちに迷惑をかけた父を許せていなかったのです。

父親を受け容れた瞬間

その時期、いくつかの課題を克服するため、とあるコーチングのプログラムに参加していました。それを通じて、自信の無さや自尊心の低さが自身と父親の比較に起因すると自覚するに至りました。

そして、あるセッションの課題である「過去の心理的負債の清算」のため、父にかけた一本の国際電話が転機となりました。日本の早朝でしたが、だしぬけに両親の離婚時期の私の心境などを話し、今の自分と重ね合わせたときに、全てを赦せるように思えたという話をしたところ、父からさらっとこう言われたのです。

「ごちゃごちゃ考えずに自分は自分らしく生きたらいい。お前は俺の倍の子供を抱えて、俺よりはるかに立派な人間なのだから、父親のことなんか考える必要はない」

予想外の返答でしたが、私の中で父親が初めて敬意の対象となった劇的な瞬間。それは同時に、彼の遺伝子を受け継ぐ自分自身に対しての尊厳にもつながったのです。

それから子供の前で本当の意味で自分らしく振舞えるようになりました。具体的には、他の「父親像」と自分を比較しなくなった、とにかく子供のいうことに耳を傾けきっちり返事をするようになった、相手を褒めるようになった、極力感情的にならないように意識するようになった、などです。いくつも細かいルールをつくって実践するようになりました。そうするようになってコミュニケーションが改善され、今までどれだけ自分の耳がふさがっていたのか、相手の感情を気遣えていなかったのかも実感できました。

娘たちが多感な思春期を迎える前に、その準備ができたことは幸いだったと思います。子供は親が思うよりも細かいサインを発していて、自分の感情が抑圧されていることを親に伝えようとしているのです。しかし、相手に理解する気がないとわかれば徐々に心を閉ざしていってしまいます。

また私が努力するようになったことで、妻もＡＤＨＤや発達障害についての勉強をこっそりしていた節が見受けられます。それにより、いくつかのタブーとされる行為を彼女も控え、私も以前のようにヒステリーを起こすことが少なくなりました。おかげで夫婦関係も改善されました。妻から見たら私は典型的なアダルトチルドレンだったと思います。他人の言うことは聞かない、自分の思うようにいかないと癇癪を起こす、行動が約束に伴わない、大事なことを先延ばしにする、など。問題と思っている点も少しずつ共有してくれるようになりましたし、私もそれに耳を傾ける余裕ができてきました。

自尊心の低さと負けん気

何度も書きましたが、ＡＤＨＤをもっている人の多くは、自尊心の低さに悩まされます。私の場合も同様で、思春期の数々の挫折を思い出すと、自尊心が高まろうはずもありません。受験、スポーツ、アルバイト、恋愛と多方面でひたむきに努力したと思いますが、一向に実績や達成感は得られませんでした。

また自分のことをダメ人間だと思っているからこそ、周りで高い評価を受けたり賞賛されたりする人物がいると妬ましく思い、ついつい自分と比較してしまいます。それが「他人を見返してやりたい」という思いや負けん気、時には自暴自棄な行為に繋がることもよくあります。

新聞配達の職場でのことです。私の親しい友人二人を含む六人の新中学生が、同時期に近所のある配達所でバイトを始めました。身長百四十七センチとその中で一番背の低かった私は、後で聞いたら、職場の上司や先輩から「真っ先に辞めるのは私だ」と賭けられていたそうです。なんとなく周囲の自分に対する期待度が低いということを感じていたので、見返してやろうとがむしゃらに頑張りましたが、人生初めての職場で早速いくつかの挫折を味わいました。

ＡＤＨＤの人間は短時間の記憶を司る脳内記憶、ワーキングメモリーが小さいという特徴があるそうです。それに加えて大の方向音痴ですから、配達ルートを覚えるまでにたくさんのミスを犯します。道には迷うし、注意力散漫になって考え事をしながら仕事をしたりすると、しょっちゅう配るべき家を飛ばしてしまいます。すると配達所に未配や遅配のクレームが入り、職場のベテランの先輩がそれをカバーすることになります。もちろん早起きするのも一苦労です。今から考えると、方向音痴で時間を守れない私には新聞配達なんてまったく向いていません。

地元は柄の悪い地域で、チビな私は同級生や先輩の悪ふざけやいじめの的になることがありました。ある朝、配達準備中に四つ年上の先輩から新聞の山の中にプロレス技のバックドロップで落とされ、思わず泣きながら営業所を飛び出してしまったこともあります。しかし、それでも辞めませんでした。他の全員が辞めた後も私だけは残りました。つくづく意地っ張りで負けん気が強かったのです。

親にはなかなか話せない

学生時代を通じて、この性格ゆえに苦労したことはたくさんありましたが、迷惑をかけたくなかったので、親に相談することはできませんでした。そんな中で、保護者である母は息子の職場でのいじめをどこまで知り得ることができていたでしょうか。

子どもがＡＤＨＤ特有の気質を強く抱えている場合、親の及び知らないところで悩みやストレスを抱えているかも知れません。いじめられているかも知れませんし、周囲を傷つけ、自身も傷ついているかも知れません。私自身も子どもの失態と自分の不出来な姿を重ね合わせ、ついつい厳しく叱りつけてしまうことがあります。それが続くと、子どもは抱えている悩みや苦労を親と共有する気持ちが薄くなっていきます。

「罪を憎んで人を憎まず」ではないですが、本人の意思ではなく脳の機能によるところが大きいのですから、あくまでも親は子どもの味方についてあげるという姿勢を崩すべきではありません。もしかしたら本人は親が想像するより遥かに苦悩しているかも知れないので、うまく話を聞き出すことが肝要です。

思春期に自分が閉じこもる殻を一度つくってしまうと、それを瓦解させるのは容易ではありません。また、専門家の指導によると、発達障害を抱えた子どもを怒鳴りつけるのは、効果が無いどころか逆効果です。本人の気持ちに刺さり、励ましになるような諭し方を学んだ方がよい。インターネット上には注意の仕方やポイントなどがまとめられているサイトもあり参考になります。

ある研究によると、ADHDをもつ人物は「報酬」に対する反応が健常者と違うとされています。しかし、これをさらに研究したところ、どうやら報酬に対する感受性が低いのではなく、報酬に対する「しきい値」、つまり求めるレベルが高いだけではないかという説がでてきました。しかも、これには報酬が与えられるタイミングが大きく影響しているようなのです。結論からいうと、ADHD人は自身の行動に対する他人からの「報酬」を待てないようです。これには体験から頷けます。

次頁の図が示すのは、行動の直後に報酬がでると満足度は高いが、時間が経つとともにどんどん下がっていくということです。自分自身に当てはめてみた場合、ブログやフェイスブック、あるいはツイッターのつぶやきに対するコメントがこれに当てはまるように思えます。ブログの投稿、つぶやき一つにしても、私たちには創造物であり、テンションが最大に高まっている間に認められたいのです。

ADHDをもつ人の報酬の構造

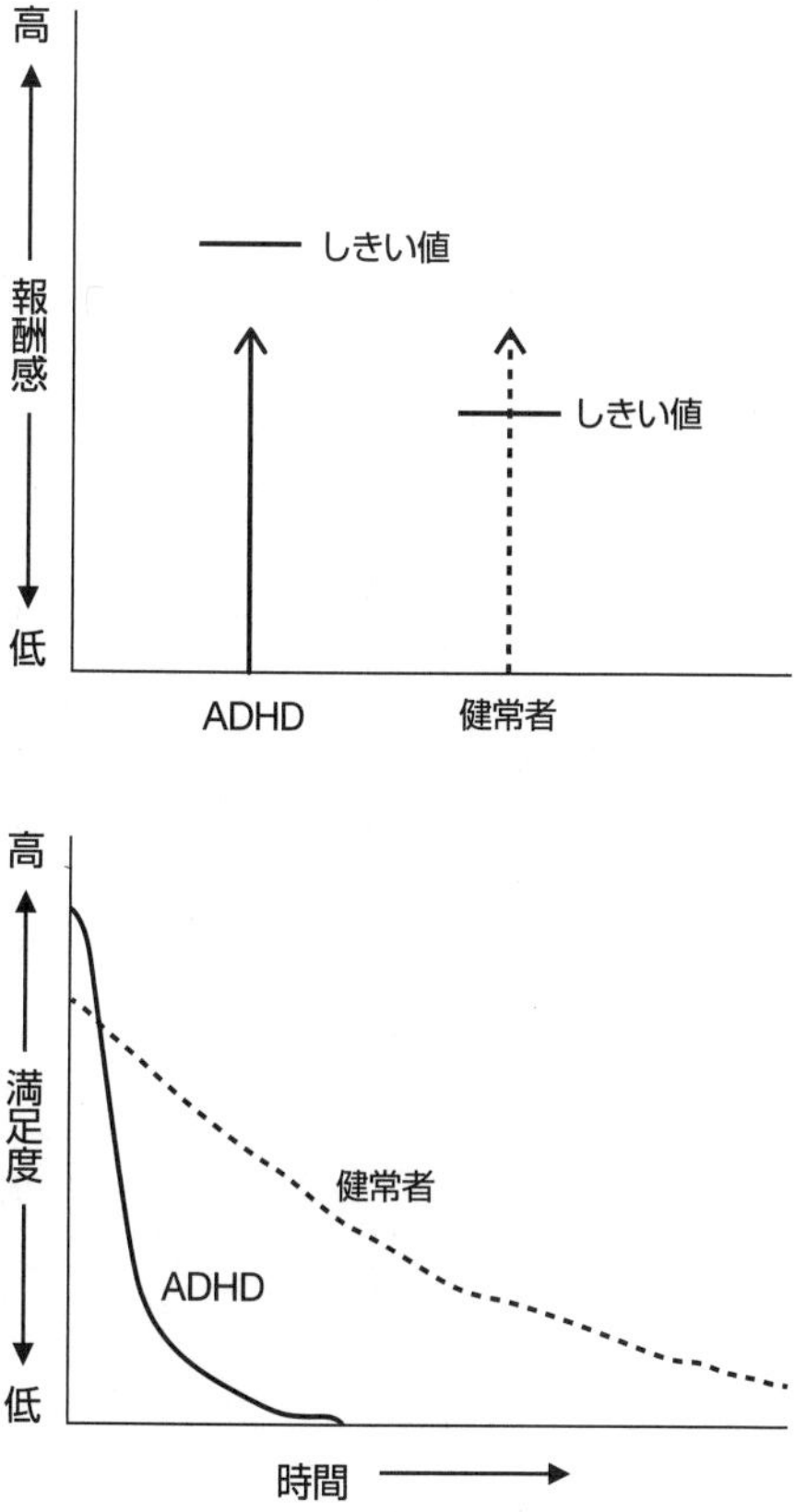

しかし、人は努力したからとて必ずしも評価されるわけではありません。生産性の低いＡＤＨＤ人の場合はむしろその逆で、否定されることも多く、努力が空回りするので精神的にも不安定になっていきます。ＡＤＨＤを抱える家事が苦手な主婦の方と話すと、やはり自分の苦労に対する報いがないことに不満を感じているようです。

我が家でも、帰宅すると娘たちがその日起きたことを報告してきます。それがテストの結果であれ運動会の順位であれジョークであれ、本人が伝えてくるからには親からの何らかのレスポンスを期待しているわけで、その瞬間に褒めてあげるべきです。しかし現実には、ついつい他のことに意識を取られて、我知らずそっけない態度を取ってしまうことがあります。後で話しかけても、妻や子供たちはもう私に失望した後。繰り返せばやがて、家族の誰も私に話しかけてこなくなること請け合いです。これはきっと、人間関係全般に関しても適用されるはずです。

ＡＤＨＤの子には「普通」を強要しない

ＡＤＨＤに限らず、発達障害が先天性であることを考えると、子供に顕著な気質が認められた場合、父親か母親のどちらかが似た気質を抱えている可能性があります。

近親憎悪という言葉がありますが、自尊心が低いまま大人になってしまった親は自分の弱点を子供の中に見る時に嫌悪感を抱くことがあるかも知れません。専門用語ではこれを「投影性同一視」と呼ぶそうです。

反面教師という言葉があるように、子供も親の姿を見てそれに似ないようにしようと虚しい努力を続ける場合もあるかも知れません。いずれにせよ、彼らにとって必要なのは診断を受けて、自身の可能性を信じ、前向きに障害と自身の個性を向き合い見つめていくことです。「親と子のためのＡＤＨＤ」（http://adhd.co.jp/kodomo）というサイトに挙げられているアニメ「ＡＤＨＤのお子さんの日常」では、ＡＤＨＤの気質を抱える小学生の児童と育児方法に悩む親、両方の視点からの苦労が描かれていますのでぜひ参考にしてください。

専門医に相談することのメリットの一つは、自分の子育てが間違っているわけではないと自覚して、親としての自信を取り戻せることです。私自身、常に子供を通じて自身の欠点を悟り、また育ててくれた親に感謝するというプロセスを通じて、日々成長させてもらっていると実感しています。それが脳の機能障害によるものだということを知らずに、子供の至らなさの原因が自分にあると思い悩む親御さんは数多く存在するはずです。あるいは遺伝や子育ての方法を相手のせいにして夫婦間で喧嘩になるかも知れません。親と子供が個性を尊重し合いながら、他人や他の家族と比較することなく、自分たちの「成功方程式」を見つけていく以外に道はありません。間違っても「普通」を押し付けないでください。それは子供に「他の誰か」になることを強要することに他ならないばかりか、まったく功を奏しないはずです。

虐待やネグレクトの背後にも発達障害

親がＡＤＨＤを抱えている場合、自尊心の低さや衝動性が子育てに影響を及ぼすことも想定されます。

仮に親と子供が共に衝動性をもっていたら、子が第二反抗期を迎える頃、親子間で小競り合いを繰り返すでしょう。親が子供に自分の姿を投影させるように、子供も親に自分の未来を投影させ、ただでさえ低い自尊心を損ない続けるかも知れません。そうした点からも、親子でセラピーを受け、時には薬物療法を試してみることは有効なのです。

昨今、幼児虐待やネグレクト（育児放棄）が話題になる事が多く、時には信じられないような仕打ちを年端もいかない子供にする大人のことが報道されています。犠牲者は実の子供ではなくパートナーの連れ子である場合が特に目につきます。これらの事件の背後に発達障害やアダルトチルドレンが潜んでいる可能性は高いのではないでしょうか。ＡＤＨＤを抱えている人の離婚率は一般人の倍に達すると指摘する報告もあります。

経済的に繁栄した日本社会の裏に潜む二十代女性の貧困について鋭く切り込み話題になった『最貧困女子』（幻冬舎新書、鈴木大介著）では、彼女たちが貧困に陥る原因として「三つの無縁」と「三つの障害」があると指摘しています。三つの無縁とは「家族・地域・制度」との無縁、三つの障害とは「精神障害・発達障害・知的障害」のことです。この三つの障害が、三つの縁から彼女たちを遠ざける原因となっているとのこと。私は精神障害、知的障害については専門家ではないので語れませんが、発達障害については当事者として、そして親として看過し難い心境です。

鈴木氏は同著で「貧乏でも頑張っている人はいるし、貧困とか言ってる人間は自己責任だ」という意見を「無理解な戯れ言」と一蹴し、払拭されるべきと述べていますが、私もまったく同感です。発達障害についても、「そんなものは存在せず、ただ本人が怠けているだけ」という論調に出くわす度、社会の無理解と自身の無力に忸怩たる思いです。

私も大好きな、男運が悪く恋愛下手な女性たちがユーモラスな描写で描かれる漫画『だめんず・うぉ〜か〜』(扶桑社、倉田真由美作)を読むと、人間関係の依存を抱える女性がしばしば出てきます。類は友を呼ぶ的に「だめんず(ダメ男)」と仲良くなってしまうのですが、ここに出てくる男性キャラは発達障害当事者が多いように思うのは私だけでしょうか。

当事者の実体験として言うと、友人同士ならともかく結婚や仕事のパートナーなら、同じ障害をもっていない方と一緒になった方が良いと思います。お互いに補完し合える関係になり、良い相乗効果をもたらすことにもつながり、発達障害特有の気質が子供に遺伝する確率も低くなります。

親として学生の課題を考える

もしも、私の学生時代の体験談を読んで「自分や自分の子供と似ている」と思った方がいたら、以下のようなことを助言したいと思います。

＊自身の癖を見極める　友達と同じように勉強していても望むような成果が出ない時は自身の学習スタイルを客観的に観察して他者と比較してみましょう。

＊オンとオフの切り替え方を覚える　知らず知らずのうちに集中力が途切れていたり、雑念が入り込んだりしていることが多いはず。できるだけこまめに休憩を取って、リフレッシュするようにしましょう。他人のペースに巻き込まれる必要はありません。

＊無駄を省く　枝葉的な内容を学んだり、ひたすらそれほど重要でもない年号や事項を暗記したりすることに血道を上げないように。それより理論や筋道を理解することのほうが重要です。

＊仲間をつくる　一人よりも集団で学ぶのがよい時があります。ノートの交換や、簡単なクイズ形式などで互いに刺激を与え合うような環境をつくりましょう。

＊身体を動かす　これは強調しすぎることはありません。朝や休憩時間、あるいは集中力が途切れた時など、身体を動かして気持ちをリフレッシュさせることを心がけてください。脳に必要な酸素を送り込むための行動とイメージすべし。ただ貧乏揺すりやペン回しなど、自分の癖が他人を不快にしている場合もあるのでご注意ください。

＊楽しんで学べる工夫を　好きなことしかできない自分の癖をよく理解して、勉強を楽

しむ工夫をしてください。関連した偉人の立志伝やゲームを探すなど、とにかく継続するのが大事です。苦手科目はいっそ切り捨てる手もありです。

またＡＤＨＤの当事者にとっては、よく理解できる現象が、そうではない者には理解できないことが多々あります。夫婦間の子育てにおいても、自身が似たような傾向を抱えている場合とそうではない場合ではまったく異なる悩みが発生するでしょう。幼少期に食後の歯磨きや予習復習、宿題に後片付けということが何の苦もなくできた親からすると、それができない子供の言動はまったく理解できないでしょう。これではともすると、その子供が単にずぼらなだけに見えても仕方がありません。

子供が複数いる家庭において、もし一人だけそういう問題を抱えていたら、その子供だけが「不出来」に見えてしまうかも知れません。同じ環境で育てられているのですから当然です。しかし、そこはぐっとこらえる必要がありそうです。「みんな同じ」という前提条件が間違っているかも知れないのです。親の固定観念が正しい子育ての最大の障壁になる。これは何も発達障害児童の育児に限ったことではありません。

子供の将来を見据えた投資を

あまりにも落ち着きがないのを見かねた母は、私を書道教室に通わせました。じっとしている書道の訓練を詰めば少しはましになるか、と思ったのでしょう。従姉妹や叔母が通っていた書道教室に通い始めた私は、やはり常にそわそわする問題児でした。根性でなんとか五年続け、当初の目標だった一級に到達しはしたものの、いやいややっていたのでは身につくわけもありません。むしろ、うるさくて先生や他の生徒に迷惑をかけただけだったのかも知れません。

その一方で、母が私にしてくれたことで成功例が二つあります。それは十歳の頃に通わせてもらった英会話教室と、中学校卒業と同時に、まだその頃は普及前で高価だったワープロを買い与えてくれたことです。これにより、タイピングのスキルを同年代より早く身に付けることができ、ローマ字入力を学習することで英文タイピングのスキルの習得にも繋がりました。折しも留学先の米国ではパソコン時代からインターネット時代が到来しようというタイミング。後に授業で提出する論文の執筆や、コンピュータを使った仕事やブログの執筆をする際に大きな助けとなりました。

この教訓から今では子供たちの関心と特性に応じて、できるだけ早い時期に良い道具

（ツール）を買い与えてやろうと考えています。子供の才能に応じた投資は後で着実に実を結ぶはずですし、始めるのは早いに越したことはありません。もちろん、これは発達障害の子供に限ったことではありません。いずれ彼らには「狩り」をする武器を磨かざるを得ない時期がやってきます。

「片づけられない女」も発達障害？

最近発達障害に関するセミナーや講演の機会をちょくちょく頂くようになりました。参加者の中に女性（特に母親）が多いのが目立ちます。女性の考え方を完全に理解できているとは思えませんが、彼女たちの抱える悩みが深刻なものであることは理解できます。

『片づけられない女たち』（WAVE出版、サリ・ソルデン著）という本は、多くの読者からの共感を得て全米でベストセラーとなりました。これは自らもADDを抱えるカウンセラーの著者が、同じ障害をもつ女性が直面する困難に触れながらも充実した人生を送るための意識改革の必要性を説き、悩める女性たちへエールを送った本です。

この本で述べられている通り、女性の発達障害は深刻な夫婦間の問題や家庭問題に発展する可能性があります。たとえば、夫が女性に対する理想や固定観念を抱いている場合、どうしても妻のやることが雑で大雑把に見えて仕方ないと思います。掃除や片付け、料理の後の皿洗いという一般的な家事ができず、衝動的に買い物をしたり、すべてを投げ出してゲームや読書に夢中になる妻の姿は、仕事で疲れた夫に相当な心理的負担を与えてしまうかもしれません。

女性側としても、もちろん世間が求める妻の姿についてはそれなりの理解をしているので、自分自身が女性として根本的に欠陥を抱えているのではないかと自己嫌悪に陥り、自信を喪失してしまうことが考えられます。それと自尊心の欠如があいまって、過食症やアルコール、ショッピングなどの依存に至る人もいるでしょう。

過去に米国と日本で、ＡＤＨＤと診断された女性数人に取材したことがあります。

米国人のＲさんは歌手志望のアーティストで、テンションにムラがありました。話を聞くと過去にＡＤＨＤと診断されてリタリンをしばらく服用したものの、不安が増幅されて気分が悪くなったことがあり、それから薬を敬遠するようになったとのことです。セラピーが足りなかったようです。そんな彼女は経済的に困窮の極みにあり、自身の望みたい道に進むべきか、それとも慣れない一般職につくかの境で迷っていました。

日本人のCさんも、二十代半ばにして芸大を志望する女性でした。勉強が苦手でドロップアウトしたものの、やはりアートの道に進みたいと接客業を辞めて受験浪人を開始。ですが、考え方に癖があり、なかなか先生の話をうまく咀嚼することができず、しばしば反抗心が芽生えてきます。部屋も片付かず、本人に悪気はないのですが、取材の約束の時間などをすっぽかすこともしばしば。普通の女性として生きる道は自分にはないのかも知れないと嘆いていました。

家事サービスも適宜活用

発達障害を抱える女性が円満な家庭生活を送るには、やはりパートナーに状況を説明し理解を得ることが肝要だと思います。そして、セラピー、可能であれば薬物療法も受けながら、自分自身の中でよいライフサイクルを作り出すように心がけましょう。前述のように、掃除に関しては毎日やることを習慣化するだけで自分の考えも整理されて、家の中がきれいになって周囲からの評価も得られますから一石二鳥です。

ADHDの利他的な性質を考えると、ホームパーティのようなものを時折開催して夫婦共通の友人をもてなすことにすれば、プレッシャーから部屋をきれいにするでしょうし、また他の女性と共同作業をすることで学べることも多いかも知れません。自分なりのやり方を工夫して探しだして頂きたいと思います。

もし、経済的余裕があれば、家事を誰かに頼むという手もあります。従来家政婦というのは割高なサービスでしたが、二〇一四年に立ち上げられた「タスカジ」（http://taskaji.jp）というサービスはこの点で画期的です。これは、共働きを支援するための「家事シェア」を実現するアウトソーシングサービス。掃除や洗濯、買い物に料理といった細々とした家事を一時間千五百円からというリーズナブルな価格で引き受けてくれる相手を探すことのできるマッチングサービスで、外国人も多数登録しているようです。

確かに家政婦というのは日本では珍しく、上流家庭のみのためというイメージがつきまといます。米国では男性も家事を分担するのが一般的なので、いわば「家庭内家事シェア」の習慣がうまく成り立っていますが、世界的にはごく普通の中流家庭にも浸透している地域が多くあります。

苦手なことで苦労するよりは、得意な人に任せてその分違う形で家族に尽くせばいい。そういう考え方をもつことに何ら問題はないと思います。

固定観念のプレッシャーから自由になろう

「私を型にはめないで！」

特にADHDにまつわる悩みを抱える個性的な女性は、心の底でそう叫んでいるのではないかと思います。「変人」だといじめられたり、「セクハラ」「マタハラ」「パワハラ」の被害にあうことが多いのは圧倒的に女性です。「女性らしくあるべき」という固定観念やプレッシャーもまだまだあります。ですが、自分とは違う「他の誰か」になろうとしても幸せにはなれないと思います。それよりも、もっと自分の個性を尊重してもらえるパートナーや環境を得ることに注力した方がいいでしょう。

「個性」というものに思いを馳せる際に、私の中にいつも浮かんでくる一編の詩があります。それは学生時代に国語の授業で学んだ「わたしを束ねないで」（新川和江作）という詩。有名な冒頭と女性にまつわる表現のある箇所を引用します。

わたしを束ねないで　あらせいとうの花のように
白い葱のように　束ねないでください

わたしは稲穂　秋　大地が胸を焦がす
見渡すかぎりの金色の稲穂
（中略）
わたしを名付けないで　娘という名　妻という名
重々しい母という名でしつらえた座に
座りきりにさせないでください
わたしは風　りんごの木と　泉のありかを知っている風

一九二九年生まれの新川さんは戦後に成人し「男女同権」が叫ばれだした時に強烈な刺激を感じ取られたそうです。これからは女性も男性と同じように社会に出て勉強したり働いたりできるのだ、と。その後女性詩人の発表の場作りに十年以上貢献されました。「男女雇用機会均等法」が制定されたのは私が小学生の頃の一九八五年（施行は翌年）でした。それから三十年が経ち、日本社会は男女平等を実現できたのかと言われると甚だ疑問です。

それでも子宝は最大の報酬

男性は子どもに対しての願望は女性と比べて高くありません。私自身、結婚するまでは自分の子どもをもつなんてことを夢にも想像することができませんでした。自分の生い立ちやそれまで抱えた数々の問題もあったし、気質の遺伝も不安でしたし、模範にする父親像もわからない。自分にうまく育てられるわけがない、という気持ちでした。それが今年で父親十五年生です。

今となっては子育てに勝る刺激と充足感はないと実感しています。娘たちはかけがえの無い存在で、そのためなら自分を犠牲にして頑張ることができます。好きなことと、何かの為に生きることが長期的にかつ同時に満たされるから、でしょうか。

刺激といっても、自分の身をすり減らしたり、ゾクゾクするようなスリルを味わったりというような興奮系の刺激ではなく、自分の心を落ち着かせて自尊心を高めてくれ、日々生きる活力を与えてくれるような癒し系の刺激。一緒に遊んだり添い寝したりする時、言葉では表現できないような安心感と充足感に包まれて、文字通り安眠できます。子どもというのはまさに愛着の塊です。

私が二十年越しの夢である国際機関で働くチャンスを得た時、家族は後押ししてくれました。世銀・IMF総会という大きな舞台ではがむしゃらに奔走し、自分の力以上のものが出し尽くせたという充足感がありました。それは使命感や奉仕の精神というADHDの特性もあったからかも知れませんし、二十年前自分が受け入れてもらえなかった社会に、自身の能力と専門性を活かして参画できる機会が与えられたことで回復した自尊心のおかげかも知れません。その時初めて、自分自身から「不良品」というレッテルを剝《は》がすことができた気がします。

上司から「『パパは今みんなと一緒にいられないけれど、日本で世界のために立派に働いているのだよ』と子どもたちに伝えてあげて」と言われた時、欠点だらけの自分でも子どもたちの前で何だか誇らしく感じられたのです。

ADHDにまつわる多くの悩みを抱える中で、自分自身の生活で手一杯という方が多いかも知れません。何を隠そう私自身がそうでした。しかし、伴侶を得て、子どもを育てていく過程で学び取ることができた教訓や、子を愛おしく思う心情は何にも代えることのできない宝物です。

男女の別を問わず、「まともに生活できないから結婚しない」「自信がない」「そんな甲斐性はない」と思わず、家庭生活はむしろ自信のない自分と真摯に向きあうためのまたとない機会と考えてみたらどうでしょうか。完全な夫あるいは妻、そして親なんてどこにもいません。他の皆と同じように学びながら苦労を楽しんで前進すればいいのです。

第六章　ＡＤＨＤを取り巻く社会への提言

これまで私自身の体験談を通じて、どう自分と向き合い、課題を理解し、克服するための努力をしてきたかを述べてきました。最後に個人レベルではなく、社会レベルでの環境整備の是非について、所感を述べてみたいと思います。

私はＡＤＨＤに限らず自閉症スペクトラム関連の発達障害全般について、認知が広がることは当人だけでなく、社会にとってもプラスになると信じています。発達障害者が例外的な扱いではなく、「マイノリティ」としての地位を得られれば、社会の多様性も生産性も確実に上がるはずなのです。多様性といっても、米国のような人種のるつぼを意識しているわけではなく、国内に存在しつつも見過ごされがちな「個性の多様性」に目を向けてみよう、ということです。ＡＤＨＤやアスペルガー症候群という発達障害に

「マイノリティ」としての認知を

ついて考察することは、その糸口になるかも知れません。

教育の現場ではいじめが心配です。周囲の子と違い個性的な特徴や言動をする発達障害の子どもたちが、いじめの標的になることは今でもあちらこちらで起こっているはずです。社会が理解できていない人物に対して「変人」のレッテルを貼っていじめることは、極力避けなければなりません（付け加えて言うと、アスペルガー症候群は二〇一三年五月にＤＳＭ〔精神障害の診断と統計マニュアル〕第五版において診断名から削除され、自閉症スペクトラムに包括されることになりました。これにより、適切な医学的処置を受けることができなくなったと指摘する声もあります）。

すぐれた才能は活かそう

先進国の中でも、日本は文化や民族性において「同一性」が目立ちます。それは、村八分に代表されるような異端者の疎外や差別行為につながりやすい。しかし、オタク呼ばわりされていた若者が類まれな能力を発揮して、会社を、あるいは業界そのものを牽《けん》引《いん》するリーダーになるような状況は、すでにゲーム業界やアニメ業界においては起きています。ＩＴ分野でも日本人開発者は技術力や着想力において世界でも高い水準にあり、国際的にも充分に活躍できます。これまでにない雇用機会の創出にもつながるかも知れません。最近、多くの都道府県に設置されている「発達障害者支援センター」の活動が功を奏していくことも期待しています。

前述した『まさか発達障害だったなんて』の中で著者の星野教授が、もうひとりの著者であるさかもと未明さんに言及しつつ、ＡＤＨＤ人の秘められた能力について、こう述べています。

「『やるときはすごく集中する。ふつうの人だったら十年かかることを二、三年でやるつもりでやる』という、さかもとさんが多分野で成功した例を見ればわかるように、アスペルガーやＡＤＨＤの人たちは決して怠惰でも無能でもありません。彼らにとって興味や関心があることであれば情熱を傾け、黙々と努力することができる。それは彼らが得意なことで、優れた才能が隠されている可能性がある部分です」

星野教授は、本来はそのような才能を育てる教育的支援がなされるべきだが、現状は「まだまだ不十分」であると結論づけています。

発達障害をもった人間は傍から見ると、奇異で協調性がなく扱い難い存在かも知れません。しかし、いざというときに発揮する集中力や専門スキル、そして自己を顧みない積極的な行動力を過小評価することは社会の損失であると断言できます。

専門家をリスペクトすべし

ＡＤＨＤであり、薬物療法も試した私ですので、似たようなタイプの方は少し話すとそれとわかるときがあります。社会生活における特定の困難を克服したくて苦労しているとか、すでに自己診断をしている、あるいは正式な医師の診断を受けようとしている方にはそれとなくアドバイスすることもありますが、原則として専門家に委ねるのが最善だという考えのもと自重しています。昔はそうでもなく、素人考えで余計な助言などをしていたこともあるのですが、とある出来事がきっかけでそういうことは一切しなくなりました。

それは十年ほど前、独立したばかりの時のことです。第二章に登場したＫさんと一緒に、一時期とある国で事業を立ち上げたことがありました。この時、たまたまインターネットを通じて知り合った十九歳の好青年を雇うことになります。製品にも精通していて、レビュー記事を書いたりするのも得意だったので、我々は彼に全幅の信頼を寄せ、現地の拠点を彼に任せきりにしてしまいました。もちろん我々二人の経営者は出張ベースで度々現地を訪れていたのですが、旅費もそれなりにかかるので、そのうち頻繁には通えなくなってしまいました。最初は自分で販路を開拓したりしていたので、それなりに順調だったのですが事業は行き詰まりを見せるようになります。私もいつしか現地の営業責任者である彼に厳しい言葉を浴びせるようになっていました。出資したのがＫさんだったので、彼に対する責任意識も強く感じていました。

今思えば、これは経営者として完全に落第です。自分の事業計画の甘さをわずか十九歳の青年、それも店舗での販売経験しかないような若者に託して任せっきりにしてしまったのですから。彼は大きなプレッシャーに悩まされていたに違いありません。そのうちコミュニケーションが疎遠になっていきます。不安になった私はさらに追い打ちをかけるように、頻繁に連絡を取ろうとします。問題に気づいたのは、事態の終息を試みようとＫさんが意を決して現地にしばらく滞在し始めた時のコメントからでした。

「彼は胃かどこか悪くしているんではないだろうか？　心配だ」

そのコメントは、職場のトイレの異変に気づいた彼によるものでした。どうも嘔吐や血便の跡があったようなのです。のちに発覚したのですが、彼は鬱病を含めたいくつかの精神疾患を抱えていました。以前に聞いたことがあるような気もしましたが、その頃の私は理解力が不足していて、それを真剣に聞かず、むしろ彼の言い訳のようにすら捉えていました。そんな私が追い打ちをかけて、実家にまで電話をかけたりしたのですから、彼は行き場がなくなってしまいました。彼が退職を申し出た時、彼は自分の問題を詫び、母親が乳がんを患っていることも伝えてきました。この時の一連のやり取りは深い心の傷として忘れることができません。衝動性に駆られて私がきつい口調で残したメッセージを聞いた母親はどんな心境だったのか。そして、それを病中の母親に聞かせてしまったことでどれだけ彼が傷ついたか。

私は彼が心の病を患っているのにまったく気づいていませんでした。鬱病の方に頑張れというのは禁句だということを聞いたことがありますが、私が彼の病状を深めてしまったのではないかと今でも罪の意識に苛まれます。一応、彼とはその後の話し合いでわだかまりもとけて、普通に話せるようにはなりましたが、それ以来私は専門家に委ねるのが最良と確信するに至りました。もし彼が思い悩んだ末に自殺でもしていたら、と思うと身の毛がよだちます。そして、同様のことは親子関係でも起こりうるはずです。

日本で鬱がそれなりに認知されてきて周囲の対処方法やカウンセリングを受けることが簡単になったことと同じことが、成人ＡＤＨＤやアスペルガー症候群を巡っても起きてくれたら、と願う次第です。

あの偉人もこの有名人も発達障害

米国帰りの司馬理英子医師が、『ドラえもん』にでてくるキャラクターになぞらえて、不注意優位のＡＤＨＤ（ＡＤＤ）を「のび太型」、衝動優位を「ジャイアン型」と名付けたことは第一章でふれました（『のび太・ジャイアン症候群――いじめっ子、いじめられっ子は同じ心の病が原因だった』主婦の友社）。ＡＤＨＤなどの発達障害をもつ人物はユニークに描きやすいので、漫画やアニメにもたくさんそれと思しき人物が登場します。ひたすら忘れ物を繰り返したり、衝動性に駆られて弟を怒鳴ったり、裸足で猫を追いかけたりする「サザエさん」は典型的なキャラクターで、親近感を覚えます。

私が真っ先に思い浮かべるＡＤＨＤの代表格といえば、先にふれましたが、「親譲りの無鉄砲で小供の時から損ばかりしている」と説明されている夏目漱石の小説『坊っちゃん』の主人公です。二階から飛び降りるなど無茶なことをするかと思うと、正義感を振りかざして権威に対抗するなど、ＡＤＨＤの特徴が見事に当てはまります。

私が大好きな三国志にもＡＤＨＤの代表格とも呼べる人物が登場しています。それは劉備玄徳率いる蜀の軍師である龐統士元《ほうとうしげん》という人物です。

三国志には正史や演義などいくつも異なるバージョンがありますが、中でも横山光輝の『三国志』(潮出版)に出てくる彼の登場シーンでは、仕事もせず、酒ばかり飲んで机の上には書類が山のようにうずたかく積もっている状況が描写されています。また身なりは汚く、無愛想と表現されています。

しかし、一度その気になって仕事に取り掛かるや、眼の前の百日分の仕事の山がみるみるうちに処理されていきます。その様は見るものを驚かせるばかり。この衝動性もまさにADHDならでは。

この龐統、得てして性格と身なりが災いして上司からまともな評価を得られず、呉の名軍師魯粛に推挙されるも、ふとしたことで君主の機嫌を損ねてしまい登用には至りませんでした。ところが人材不足に困っていた蜀の名君劉備は、信頼する軍師諸葛亮の言葉を素直に受け入れ、荊州という場所で県令という役職に就いていた彼の元にわざわざ出向き、仕官するよう説得し、龐統はこれを受諾して遂に活躍の場を得ます。

このようにADHDの人物はともすれば誤解されがちなので、引き立て役となる良き理解者が必要です。普段から自分の悪いところよりも良いところに注目して、支援してくれる方を見つけていけば自然と自分のモチベーションも上がり、気持ちも引き上げられていくはずです。中にはあなたのことを「天才」と信じてくれる方もいるかも知れません。

ゲーム業界やエンターテインメント業界、そしてプロスポーツの世界でも、多くのＡＤＨＤ人が活躍している気がしています。いずれもとんでもない根気と忍耐力、そして集中力を必要とされる業界です。これらの業界の有名人の中には、発達障害を抱えているとカミングアウトしている人物が結構います。以下、順不同で列挙してみます。

＊マイケル・フェルプス　リオ五輪で金メダル獲得数を二十三個に伸ばすという人類未踏の偉業を成し遂げたマイケル・フェルプスは、幼少期にＡＤＨＤの診断を受けており、その少し前に両親の離婚も経験している。ありあまったエネルギーを吐き出すように水泳に集中したマイケルはその後、世界一のスイマーに。その成長を支えたコーチは父親代わりのような存在だったそうだ。

＊黒柳徹子　『窓際のトットちゃん』の中に、蓋の付いている机が珍しくて授業中に百回くらい蓋を開閉した、ひたすら話し続けたというエピソードがある。他にも読書障害

や計算障害を抱えていたのではないかと自身で推察している。

＊栗原類　イギリス人と日本人のハーフであるファッションモデル。米国在住時の八歳の頃、ＡＤＤと診断。

＊勝間和代　自著で典型的なＡＤＨＤの症状を抱えていることを告白。物忘れや多動などの症状が強い。ＮＰＯ法人えじそんくらぶと共に大人のＡＤＨＤ啓発活動のサポーターも務める。

＊ライアン・ゴズリング　カナダ出身の世界的映画俳優。学生時代に診断され、リタリンを服用。不登校の時期もあった。極度の衝動買いの事例あり。

＊パリス・ヒルトン　十二歳の時にＡＤＤと診断されたと著名なトークショーで告白。お騒がせセレブとしての数々の騒動はご存知の通り。

＊ジム・キャリー　カナダ出身のハリウッドスターである彼もＡＤＨＤを抱えており、他に鬱病と失読症も。人間関係のトラブルを抱えるような幼少期を乗り越えて世界的コメディアンに。

＊ウィル・スミス　ＡＤＨＤを告白しているハリウッドスターの一人。飽くなき探究心を良い方向に昇華させて華々しいキャリアを築いた。

＊ジャスティン・ティンバーレイク　ディズニーの子供番組に出演していた頃からＡＤＤと強迫性障害に苦しんできたとされる。自身のタスクリストを紙に書いて日々それをこなすように実践している。

＊ブリトニー・スピアーズ　一世を風靡した歌手である彼女も十代でＡＤＨＤと診断されている。以前は治療薬を服用していたが、近年は食事や運動によってメンタルヘルスの改善に努めている。

＊ウィル・アイ・アム　有名ヒップホップグループのメンバーで、プロデューサーや起業家もこなすマルチタレント。ＡＤＨＤ特有の過集中に悩まされてきた。音楽との向き合い方が処方箋となっているよう。

＊アダム・レヴィーン　米国のバンド「マルーン５」のメンバーで「ピープル」誌選出の「世界一セクシーな男」にも名を連ねたことのある彼も十代のころ専門医からＡＤＨＤの診断を受けている。医者の指示に従い、自身の気質と向かい合った末に成功を収めた。

『発達障害に気づかない大人たち』（祥伝社新書、星野仁彦著）の最終章（第六章　磨かれていない原石）には、ＡＤＨＤを含む発達障害をもっていたとおぼしき人物が列挙されていて、読む者に希望を与えます。

（ＡＤＨＤに限らない）発達障害をもっていたとされる人物の例
海外　ベートーヴェン、アインシュタイン、ピカソ、エジソン、モーツァルト
国内　織田信長、平賀源内、南方熊楠、坂本龍馬

この他、推測の域は出ないものの、スティーブ・ジョブズやＪ・Ｆ・ケネディ大統領、レオナルド・ダ・ヴィンチ、ゲーテなどは、有名エピソードを分析していくとＡＤＨＤかそれに類する発達障害を抱えていたのではないかと考えられます。

彼らの多くは退屈な現状に満足せず、自身の飽くなき好奇心、探究心を製品やサービスを通じて現実化させることができると信じて疑わなかった人々です。既存の固定観念に縛られない自由な発想、権威に屈服しない反抗心のようなものがイノベーションを生んでいきます。またその根底には人々のために世の中を変えていきたいという思い、それが成せると信じて疑わない確信があります。自分こそがプレイヤーであるという意識

をこれだけ強くもてるというのは、一般人には難しいことではないでしょうか。

そういうわけで、現代では時代を切り拓いて新しいサービスやプロダクトを生み出すＩＴ系の起業家にも多くいそうですし、斬新な構想や戦略を打ち出す経営者の中にも多い気がします。既存の枠組みに囚われない自由な発想と、それを実現する衝動的な行動力はＡＤＨＤの強みです。私が実際に会ってきた経営者の中でも、独創的な発想と行動力をもって大成功を収めた方々に、「自分も似たような気質を持っている」と認識されている方が多くいました。

もっとも彼らはそんな自分を卑下することなく、それに感謝さえしている感がありま す。その多動性ゆえに世界中を飛び回り、おびただしい数の人間と出会いながら膨大な情報を処理し、普通の人が見えない道筋やビジネスチャンスを見つけてくる。共感できる仲間探しに長けている点も特徴的です。

ＩＴやエンタメ、スポーツの世界だけでなく、将棋やチェス、麻雀などのマインドスポーツや最近流行りのｅスポーツ（対戦型オンラインゲーム）のプロにも実は発達障害をもつ人は多いのではないかと推察しています。勝ち負けが全ての勝負師の世界には並々ならぬプレッシャーが存在しますので、絶えずより強い刺激を求める傾向のあるＡ

ＤＨＤの気質とは親和性があるように思います。

こう書くと、むしろ、物事を大成させるにはＡＤＨＤや他の発達障害をもっていないといけないような錯覚に囚われる方もいるのではないでしょうか。もちろん現実はそんなに単純でも簡単でもないのですが、発達障害者には希望を与えてくれます。

良いところに目を向けよう

ＡＤＨＤをかかえる人は「人生の優先順位が守れない」とは言え、寝食、通勤に仕事、友達付き合いという一般的な日常生活では、それほど大きな問題はありません。だから、本人は人知れず悩んでいても、なかなか世間から認知されにくいのです。高度の自閉症は日常生活に大きな支障をきたし、介護を必要としますが、ＡＤＨＤで介護が必要だという話は聞いたことがありません。他方で、先に述べたようなＡＤＨＤがもつ特殊な脳の特徴や、それと思わしき人物たちの業績だけを取り上げて「天才病」という形容をする向きもあります。

しかし、医学博士の磯部潮氏は、著書『発達障害かもしれない』の中で、こう述べています。

のです。

「私はこういうところから出てくる、いわば『逆差別』的な部分もＡＤＨＤを考えるのに弊害になると考えています。なにより、彼らは発達障害をもっていると『される』だけで、最近になってようやく現代人が理解できるようになってきた発達障害について診断されているというわけではありません」

百歩譲って、本当に彼らが発達障害を抱えていたとしても、人間に貴賤の区別はありません。ですので、もしもあなたが健常者であれば、そのことを喜べばいいのです。これらはあくまで、一般的に「ダメ人間」のレッテルを貼られやすいＡＤＨＤ人のモチベーションを高め、希望を失わせないようにするための一つの方便だとお考えください。

一方、あなた（あるいは家族が）ＡＤＨＤをもっているとしたら、大いに希望をもって、自分でも成功できるという信念を失わないようにしてください。第三者から見ると苦労続きだったように思われることが多い私ですが、本人は一度も「不運」とは感じたことがありません。苦境は成長の機会だと捉えるようにしてきましたし、それを乗り越えることで自分の「生きる力」に自信がつきました。あたかも筋肉が筋繊維組織の破壊と超回復によって強化されるのと同じように、精神も強化されるのです。

私の場合、普通のことが簡単にできない一方で、他人ができないことを簡単にやり遂げてしまうのもまた事実です。周囲からのレッテルや「常識」からくるプレッシャー、劣等感に負けそうになる度に、私は自分のことを「フェラーリ」だと思うようにしています。フェラーリは言わずと知れた高馬力のスポーツカーですが、一般道で走らせるとなると、燃費も悪いし、運転もしにくいし、実用性に優れた車とは言えません。それでも高額で売れるし、場所を得ればものすごいスピードで走ることができるのです。

宮沢賢治の有名な詩「雨ニモマケズ」はよく知られています。この詩で謳われている人物は、自分のことを顧みず、他人を助けるために文字通り東奔西走します。宮沢賢治がADHDだったかどうかは分かりませんが、この詩に描かれた人物の姿にはADHDの気質が色濃く反映されています。多動性ゆえの「じっとしていられない」気質がいい形で顕現するパターンです。ADHD人は本性的に篤志家やボランティアに向いているのです。

逆境や失敗に慣れていて打たれ強いこと、新しいことへの挑戦に不安をあまり感じないというのも、努力や挑戦心を存続させられるという意味では一つの才能といえます。私はとにかく諦めが悪い人間で、一度夢や目標を持つとなかなかそれを諦めることができません。「諦めずに追いかけていれば、いつか叶う」と信じてやまない自分がいます。

成功者の自伝を読んでも「諦めないこと」が成功の必須条件とよく書かれています。ただ打たれ強すぎて、自分がどれだけ疲弊しているのかに気づかずにひたすら挑戦し続けてしまうことがあります。無理しすぎてそのまま倒れてしまわないよう、「無茶」と「無理」の境目には気をつけなければと自戒しています。

ソーシャルメディア周りは発達障害だらけ！

世界最大のソーシャルメディア会議である「ブログワールド」での見聞と、私自身の見解を記した前述の『ソーシャルメディア革命』を上梓した時は、「ソーシャルメディア・プロデューサー」という、その頃はまだ珍しかった肩書を名乗っていました。

これは、ツイッターやフェイスブック、ブログといったソーシャルメディアのツールを利用して、企業や個人のブランディングやモニタリングをお手伝いする仕事です。ソーシャルメディアは米国が発祥の地で、「フェイスブック」ユーザーは十億人を突破、いまや世界第三位の経済圏とまで言われています。このソーシャルメディアの世界では、実はＡＤＨＤやアスペルガー症候群などの発達障害をもった人たちが溢れかえっているのをご存知でしょうか？

二〇一〇年に私が参加した「ブログワールド」のキャッチコピーは「世界最大のソーシャルメディア会議」です。そんな場にブロガー記者として取材に臨んだのですが、会場を埋め尽くすブロガーやソーシャルメディアフリークたちの熱気と意気込み、そして社交性には目を見張るものがありました。彼らの多くはテーブルの上で記事を書きながら、同時にツイッターでつぶやき、フェイスブックで会場の報告を更新し、同じテーブルに座った人たちと挨拶や歓談をし、飲食していました。完全にマルチタスクです。その様子はまさに「会場総ＡＤＨＤ状態」といっても過言ではありませんでした。

よくよく考えれば、ソーシャルメディアを代表するサービスの一つ「ツイッター」の仕組み自体が、従来のマスメディアと比べてかなり特殊です。従来のマスメディアは少数のチャンネルで厳選された情報を流します。基本的に、視聴者が見るのは特定の時間で一つのみ。しかし、ツイッターでは自分がフォローしている人のリツイート次第では、自分がまったく関心のないトピックでもどんどん視野に入ってきます。

ツイッターのフォロワー数はケイティ・ペリーやジャスティン・ビーバーのような海外のセレブでは一億人に迫る勢い、国内では有吉弘行さんが一位で六百万人を超えています。一方、フォローするアカウントの数も多くなる傾向があり、私でも三千人近くをフォローしているので、タイムラインには本当に多種多様なコンテンツが流れてきます。このようなＩＴ業界の性向を、「全てＡＤＨＤの産物」とは言いませんが、ＡＤＨＤと親和性が非常に高いのは確かです。

私見ですが、フェイスブックの創業者であるマーク・ザッカーバーグは、その創業当時を描いた映画『ソーシャル・ネットワーク』を見る限り、アスペルガー症候群であるように思えます。彼は人付き合いが苦手で、自分の感情をガールフレンドや友達にうまく表現することができません。その一方で非常に頭の回転が速く、どんどん物事を進めてしまいます。そして、一度プログラミング作業を始めたら、ずっとかかりっきりになって、あっという間にフェイスブックの原型を立ちあげてしまうのです。

実話かどうか分からないのですが（本人は否定）、映画の中では、大学に通っていた当時交際していた女の子から蔑まれたことに反発して、同級生女子の顔を比較するために、まさに「フェイス」ブックを立ち上げたことになっています。これが本当だとしたら、発達障害ゆえの自尊心の低さを象徴するエピソードといえます。

もっとも、ザッカーバーグはフェイスブックが米国証券市場に上場を果たした直後に長年付き合っていたアジア系の女性と結婚して、世界中のフェイスブックユーザーから百万を超える「いいね」で祝福をされました。今は幸せ一杯のはずです。

映画『ぼくうみ』から学んだこと

最後に、この本を執筆する一つのきっかけとなった映画を紹介させてください。アメリカから日本に行く飛行機の機内で見た映画『ぼくはうみがみたくなりました』(『ぼくうみ』)です。これは自閉症の息子を事故で失うという悲惨な体験をした山下久仁明さんという方の脚本をもとにした映画です。作品中で、中心人物の一人、養護学校の元園長先生が語る一連の台詞が私の胸をうちました。

「社会の中で一%が自閉症だとすると、百人の教室では一人の生徒が自閉症(あるいは他の重度の発達障害)である。そんな時、迷惑を蒙る他の九十九人はその一人がいなくなればいいのにと思う。しかし不思議なことにこの割合は変わらない。仮にその一人が転校でいなくなっても、残りの九十九人の内からまた一人、同様の問題を持つ者がでてくる。つまり、全体でその一%に対して責任を共有しているのだ」

この言葉がきっかけで本書の執筆を思いつき、この言葉に励まされてなんとか形にすることができました。足掛け五年、リライト回数は実に数十回以上。拙速に悩まされる自分との戦いでした。

失敗だらけで不格好な過去を曝け出すことには、少なからぬ葛藤がありました。ですが、私自身の知見が誰かの役に立つ可能性に思いを馳せた時、それこそがここで述べられている社会的責任だと感じずにはいられなかったのです。実際、私はＡＤＨＤであることを告白しているので、「実は私も……」と告白されることが日本でもアメリカでも多くあり、相談相手として重宝がられるのです。逆にいうと、それだけ悩みを抱えたまま誰にも相談できず悶々としている方が多いのかも知れません。

自閉症を抱える無名の日本人が書いた『自閉症の僕が跳びはねる理由』（東田直樹著）という本が二十ヶ国以上で翻訳され、世界的ベストセラーになりました。これは著者が自閉症と向き合う自身の心の内を素直に綴ったエッセイです。英語に翻訳したアイルランド在住のデイヴィッド・ミッチェル氏にも自閉症の息子がいるそうで、この本を読むと息子が自分に語りかけてきているように感じたそうです。悩みを抱え、積極的にそれと向き合う覚悟と姿勢をもつ人々の間には、こうした不思議な共感と連帯感が生まれていきます。

逃げずに正面から向き合おう

自身の弱さを見つめることにはついつい恐怖を感じてしまいますが、ある時、元オートレーサーの知人から非常に興味深い話を聞きました。百分の一秒という時間の中で他車と競うレースの世界では、ほんの一瞬の油断が文字通り命取りになります。レーサーも人間ですから、やはり怖いそうです。そんな時に恐怖に打ち勝つ方法は一つしか無いのだ、と彼は教えてくれました。

「それは、しっかり目を見開いて前を見つめること。怖いといって目を逸らしたり、つぶったら負け。即死することもあります」

この言葉はごくシンプルなものでしたが、私の心に強く残りました。プロボクサーもパンチをかわすために、まばたきをしないよう目の反射神経を鍛えると聞いたことがあります。それはまばたきをした瞬間にパンチが飛んでくるから。個人的な体験でも大勢の前で講演などする時に、眼鏡をしなければ聴衆の顔が見えないので緊張しなくなるかと思って試したことがありますが、まったく逆でした。自分の話を聞いている聴衆の表情に注目する方が自然と緊張が解けて話に集中できることに気づいたのです。逃げても問題は解決できません。

ある日、友人の小学校高学年の息子が、目の前で興奮して部屋中を駆けまわっては、大学生でも考え付かないような数学の公式をつくりだすのを目の当たりにしました。そこには自分の姿が重なり合います。心配する親御さんに、微笑みながらこう言いました。

「私もこんな感じでした。何の問題もありませんよ」

発達障害に悩む人やその家族に、安心をあげられるような自分であり続けたい、と思っています。小さな共感と支援の輪が広がれば、少しずつ社会も変わるでしょう。

アメリカには、ＧＡＴＥという学習プログラムがあります。これはGifted and Talented Educationの略で、いわゆる英才教育のプログラム。日本では「ギフテッド教育」と呼ばれます。統一学力テストにおいて上位一〇％、あるいはＩＱテストで上位二％といった所定の成績を収めた生徒あるいは学校から推薦された生徒に受験資格があり、これに合格すると義務教育が終わるまでＧＡＴＥ学生として認定され、内申記録に残る他、特別なカリキュラムが施されたり、特別な学校への入学資格が付与されたりなど様々な恩恵が与えられます（内容は州によって異なる）。能力は天賦のものだという考えが強いアメリカならではのプログラムで、差別ではなく区別として子供たちが秀でた分野を活かす工夫がなされているわけです。実力に応じた飛び級なども盛んなアメリカでは、才能のある子供たちは既定路線から外してケアすることこそが社会貢献だと考えられています。

まだぼんやりとしていますが、自身の体験を通じて、ゆくゆくは発達障害を抱える子供たちばかりを集めて適切な教育環境を構築する事業に貢献していきたいと思うようになりました。挙動は奇異に映ることがあるかも知れませんが、才能に満ち溢れた子供たちなのです。偏見が彼らの成長の芽を摘んでしまうことは、彼らの心を痛めるばかりか、社会にとっても大きな損害であるという認識が必要だと感じます。

おわりに

この本を締め括るにあたり、三つの忘れがたい場面があります。
一つは二〇〇八年の九月、地元ロサンゼルスのゴルフコースで人生初ラウンドに立ったことです。眼前には、とても鮮やかな緑が広がっていました。初日ということでスコアは散々でしたが、この日は私にとって別の意味でも記念すべき日となりました。というのも、ゴルフだけでなく、この日の朝に人生で初めてADHD治療の薬物を摂取したからです。心地よい緑と草いきれの中、それまでの練習の成果を出しながら、人生を大きく変える別のラウンドをまさに歩き出したのです。

もう一つの場面は、世界銀行を退職して二年弱の単身赴任を終え日本を去る直前の二〇一二年十二月。この日、水道橋の某ホテル最上階にあるレストランを貸し切り、自身の「送別会」を主催しました。日本でお世話になった皆様への感謝の宴で、大阪から母と弟も招きました。ただでさえ忙しい師走の金曜日、さらに当日は地震による交通機関の乱れがあったにもかかわらず、百名弱の方にお越し頂きました。

少しばかり背伸びをしてしまいましたが、美味しい料理と綺麗な夜景、アーティストのパフォーマンスなどが相まって参加者の皆さまには満足頂けたようです。短い期間ではありましたが、子供の頃から夢見ていた仕事に就くことができて、果たすべき役目を何とか務めきった気持ちで感無量でした。皆さんから会場で頂いた笑顔と激励、そして寄せ書きが貴重な宝物になりました。

最後の場面は、ブラジルのリオデジャネイロで開催された夏季オリンピックにおいてアメリカのマイケル・フェルプス選手がオリンピックメダル獲得数史上一位の記録を何度も更新していった場面です。その数実に二十八個。生涯において、世界新記録を三十九回も更新したそうです。彼が九歳の頃両親が離婚し、そして十代前半でＡＤＨＤの診断を受けているという事実を知ってから、俄然親近感が湧いてきて応援せざるを得ませんでした。ちょうど原稿の仕上げで苦しんでいた時で、彼の勇姿は私の執筆意欲を奮い立たせてくれました。彼の生き方から、「適材適所」こそがＡＤＨＤ克服のヒントであるというメッセージ、そして必ず「成功できる」という大きな希望を強く感じ取りました。

精神科医で自身もＡＤＨＤを抱えておられる星野仁彦教授の著書『発達障害に気づかない大人たち』には、第一章の冒頭にも引用した「百回の心理療法より一回の診断」という名言があります。この言葉は私の胸にずっしり響きます。

日本では米国と同じく潜在的に人口の一〇％弱がＡＤＨＤを抱えている、といわれています。最近このテーマで講演させて頂く機会などもあり、参加者は大抵当事者かその家族ですので、この数字も頷けます。障害を認識しているかどうかは別にして、似たような困難を抱えて生活している方は相当多いはず。

星野教授はまた、ＡＤＨＤを（障害としての）「多動症」と呼ぶことに問題があると指摘し、ＡＤＨＤやＡＤＤではなく「アンバランス症候群」と呼ぶべきだと提唱されています。また、同じく精神科医の岡田尊司博士は「愛着障害」という言葉を用いられています。両者の論点は多少異なるところがあるものの、「障害者」という言葉は差別を助長し、本人が周囲の理解を得るのに困難が増えるからという点では共通していて、私も賛同します。区別は必要かも知れませんが、差別はなくなるべきです。その第一歩は正しい認知と理解を深めることです。

ご自身の自閉症児の養育体験を綴られた『自閉症の子を持って』（新潮新書、武部隆著）の中では、著者が障害を巡る様々な偏見や蔑視、差別的待遇を体験したことを踏まえ、社会が「心のバリアフリー」に目を向けることの大切さが訴えられています。本書も、そうした「心のバリアフリー」に資するものとなることを願って止みません。

この本は私にとって、これまでに著したＩＴ系専門分野の著作とは一線を画する、とても特別なものになりました。幼少期の自分自身を執筆対象としたのも初めてです。体験談をいかにまとめ、有意義なものにできるかと悩みながら進めた筆は途中からなかなか動かなくなりました。

かつては持ち前の衝動性に任せて半月で一冊の本を仕上げたこともありますが、本作の執筆に要した時間は実に足掛け五年。執筆中は、自身が戒める「拙速」や「不注意」との戦いそのものでした。その分想いを込めることができたかどうかは読者の皆様の判断に委ねる他ありません。

改めて、本書の意義を理解し粘り強く付き合い、書き直しの度に有益な助言と励ましをくださり続けた新潮社の瀧本洋司氏と横手大輔氏、出版のきっかけを与えて下さった今給黎健一氏、そして取材や執筆に協力してくださった多くの方々に心より感謝します。最後に貴重な診断を下してくれたドクターY、そして何よりいつも私を支えてくれる家族や友人たちにも、この場を借りてお礼申し上げます。

この本が、どんな形であれ読者の皆さまの人生において幾ばくかの希望と気付き、診断や周囲からの理解を得る支えとなれたら、ＡＤＨＤを抱える著者としてこれに勝る喜びはありません。本書に書き切れなかったエピソードの数々をどこかで直接お伝えする機会がありましたら、その節はよろしくお願いいたします。

二〇一六年十二月　米国ロサンゼルスにて

立入勝義

立入勝義　1974（昭和49）年大阪府生まれ。カリフォルニア大学ロサンゼルス校（ＵＣＬＡ）地理環境学部卒。米国在住。事業開発とデジタルマーケティングが専門のコンサルタント。

Ⓢ新潮新書

702

ADHDでよかった

著　者　立入勝義《たちいりかつよし》

2017年１月20日　発行

発行者　佐　藤　隆　信

発行所　株式会社新潮社

〒162-8711　東京都新宿区矢来町71番地
編集部(03)3266-5430　読者係(03)3266-5111
http://www.shinchosha.co.jp

図版製作　ブリュッケ

印刷所　株式会社光邦

製本所　株式会社植木製本所

ISBN978-4-10-610702-3　C0247

価格はカバーに表示してあります。

Ⓢ新潮新書

647
ほめると子どもはダメになる
榎本博明

生きる力に欠けた若者は、欧米流「ほめて育てる」思想の産物だ。「ほめても自己肯定感は育たない」「「母性の暴走が弊害のもと」……臨床心理学で安易な風潮を斬る、日本人必読の書。

627
患者さんに伝えたい医師の本心
髙本眞一

妻を乳がんで失い、「患者の家族」を経験した著者は、自身が院長を務める三井記念病院でさまざまな試みに着手している。日本を代表する心臓外科医が考えた「理想の医療」の姿。

588
心の病が職場を潰す
岩波明

どうして、ここまで患者「以外」の社員たちまでが疲弊させられているのか。精神科医療の現場から見える、発病、休職、復職、解雇などの実態をみながら、この問題の本質を探る。

587
死ぬな
生きていれば何とかなる
並木秀之

半身不自由、五度のがん、側近の裏切り——異色のファンドマネジャーは、常にハンデを強みに変え乗り越えてきた。壮絶な体験から導き出された、弱者の戦略と命の意味。

574
ルポ　介護独身
山村基毅

非婚・少子化と超高齢化の同時進行で増え続ける「見えざる人々」。すべてを一人で抱え込みながら生きる彼らの日々に、自身、介護問題に直面しているルポライターが向き合う。